COLLECTION FOLIO

Patrice Robin

Les muscles

Gallimard

Patrice Robin a déjà publié, aux Éditions Pétrelle, en 1999, un premier roman, *Graine de chanteur.* Il vit à Lille.

à mon père

Si on était désincarné ou suffisamment chétif pour rester en deçà du seuil de résolution d'un œil normalement constitué, je n'aurais jamais rien pu tenter. Mais il y a le corps.

PIERRE BERGOUNIOUX

Les efforts

Bras, épaules, pectoraux

Le petit Victor plongea vers le sol. Pour cinq pompes. Qu'il fit. En prenant son temps et soufflant bien. Le lendemain, il en tenta huit, échoua sur la septième. Le troisième et le quatrième jour, il frôla les neuf. Le sixième, il atteignit dix, fut d'un bond sur ses pieds et leva les bras au ciel. Au bout de deux semaines, plafonnant à dix, il les enchaîna, tantôt à toute vitesse, tantôt au ralenti. Recommença les jours suivants, mais en changeant de rythme une fois sur deux. Et continua ainsi. Toujours improvisant. Le lundi sur les poings, le mardi doigts tendus. À genoux, les jours de grande fatigue. En nage papillon ceux de grande forme : départ fesses en l'air, plongeon vers le sol, passage à la verticale des épaules, menton rasant le parquet et remontée vers l'avant en poussant très fort. Les mêmes, en sens inverse. La série du début, mais pieds posés sur une chaise. Et deux ou trois fois les meilleures, tête en bas, en équilibre le long d'un mur, avec tout le poids du corps sur les bras. Deux mois durant, il fit tout ça. Juillet et août. Et le dernier jour des grandes vacances, un samedi, comme tous les samedis, le camion du livreur de gaz déboucha au sommet de la place.

Pendant un quart d'heure, Victor admira. Le livreur immense juché sur la remorque, ses épaules de géant se découpant dans le grand soleil. Les bouteilles pleines lâchées de plus d'un mètre de haut, heurtant violemment le sol. Les vides ensuite, jetées dans le camion, frappant, roulant, résonnant, l'orage de métal. Le camion démarrant enfin, grondant, puis s'éloignant, dans un grand bruit de ferraille. Un instant plus tard, dans le silence revenu, le père de Victor sortit sur la place, en sifflotant, posa sa main sur la première bouteille, qu'il empoigna, souleva et emporta vers le garage. Victor ne bougea pas. Pendant quelques minutes, observa son père, sa flexion des genoux, son cri sourd à l'instant de l'effort et son coup de reins final. Puis il laissa tomber ses bras le long de son corps, souffla très fort, gonfla la poitrine, s'avança et posa à son tour la main sur une bouteille. Qu'il tenta, pendant trois minutes entières, de soulever, d'une main, des deux, en pliant les genoux, donnant des coups de reins, en tirant, déséquilibrant, et poussant des cris sourds enfin. De moins en moins sourds. Au point que son père, lors d'un passage, pris d'inquiétude peut-être, l'écarta sans ménagement d'un « Pousse-toi de là, sardine ! » qui le laissa sans voix. Le soir, il mangea du bout des lèvres puis s'enferma dans sa chambre. Où, pendant une heure, il grogna, insulta en silence la terre entière et envoya valdinguer plusieurs fois son traversin sur le plancher. Chaque fois d'un coup de poing rageur. Et de la part de la sardine.

La première semaine d'octobre, trois événements, coup sur coup, ravivèrent sa blessure. Un cours d'anglais d'abord, le vendredi, consacré aux muscles — *muscles* —, où sa réussite, dix sur dix en vocabulaire, fut balayée par le triomphe en travaux pratiques de deux athlètes du fond de la classe paradant derrière leur pupitre relevé, chemises largement échancrées et manches hautement retroussées. Un film au cinéma de la petite ville ensuite, le dimanche suivant, où Charlton Heston dans *Ben Hur* remporta, à la seule force de ses bras d'acier — *iron arms* —, la plus belle course de chars de toute l'histoire du septième art. Une photo à la page sport du journal local enfin, le lundi, de son ami Gilles en maillot de bain — *big épaules and beautiful pec.* —, debout au bord d'une piscine, une médaille autour du cou. Le troisième coup fut de loin le plus rude puisqu'en une journée le père de Victor fit admirer la photo du champion à une bonne dizaine de clients et qu'à partir de ce jour il ne parla plus de Gilles qu'avec des majuscules. Victor se remit aux pompes. Et, dès qu'il en eut la force, augmenta les doses.

La veille de Noël, pour remplacer la vendeuse partie en vacances dans sa famille, il fut appelé en renfort au magasin. Ce vendredi 23 décembre, jour de marché, fut pour lui mémorable. La saison du fil de fer battait son plein. Les paysans profitaient de l'hiver pour refaire leurs clôtures. Victor posait le rouleau sur le comptoir, se décontractait le bras et l'épaule, dégageait la petite poignée, la saisissait paume vers le sol, prenait une longue inspiration, bandait ses muscles, cambrait les reins et soulevait. Une fois du bras droit, une fois du bras gauche. La lourdeur de l'objet, ajoutée aux dix mètres à parcourir jusqu'à la voiture du client, avec au passage trois marches à descendre, l'exercice était une bénédiction pour les muscles du torse. Il y eut des clients-fil de fer jusqu'au soir. Une douzaine en tout. Sa plus belle livraison : six bottes qu'il porta en trois fois deux. Le dernier parcours fut un supplice, mais il tint bon. Ce vendredi soir, avant le dîner, il entra dans la chambre de ses parents et se posta, torse nu, devant la glace de l'armoire. Où, miracle, il crut apercevoir soudain Charlton Heston, ses bras, ses épaules, et surtout, larges, élégants, racés, ses pectoraux puissants, moulés dans la cuirasse. La joie le submergea et en silence, entre le lit et l'armoire, il se fit, ce soir-là, un véritable festival, d'épaules carrées, de biceps gonflés et de pectoraux contractés, de face, de profil, de trois quarts, bras tendus et poings serrés le long du corps, ou encore mieux, mains jointes à la hauteur du sexe, paumes vers le sol. À partir de ce jour et pendant plusieurs semaines, il ajouta à ses pompes quotidiennes de longs séjours au magasin, à tel point que ses parents durent parfois le chasser vers les devoirs du soir. Et quand, au début des vacances de février, il insista auprès d'eux pour les aider encore, ils se demandèrent sérieusement si la vocation de commerçant ne lui était pas brutalement tombée dessus. Il ne pensa durant ces deux semaines que kilos de pointes vidés dans la balance, chaînes à vaches traînées sur le macadam, brouettes poussées péniblement sur la place, lourds étaux, rouleaux de grillage insaisissables, et ferrailles de toutes sortes. Et quand il revint à l'étude, début mars, ce fut pour rêver de cartables blindés, chargés jusqu'à la gueule de stylos en acier, cahiers en fonte et livres en plomb.

Le père de Victor racontait souvent les exploits de son propre père, Irénée le forgeron, sa force légendaire, le respect qu'elle inspirait cinquante kilomètres à la ronde. Il se vantait aussi, en repliant ses bras et serrant ses poings sur sa poitrine, d'avoir tenu, lui-même sans faillir, dans sa jeunesse, les pattes des chevaux amenés à ferrer. Une fois, la forge était apparue en rêve à Victor. C'était l'heure de midi. Un enfant jouait sur le seuil. À l'intérieur, cinq hommes riaient autour d'un établi. Une bouteille de vin rouge, à moitié vide, luisait doucement dans le soleil, au milieu d'un nuage de fines particules de poussière. Un homme, vêtu d'un tablier de cuir brun, manches de chemise retroussées sur d'épais avant-bras, avait soudain posé son verre, s'était détaché du groupe et était allé jusqu'à la grosse enclume. Qu'il avait soulevée. Sans sourciller. L'instant d'après, l'homme se tenait au milieu de la cour, debout, l'enclume serrée contre son ventre, souriant, dans le soleil. Autour de lui, les hommes applaudissaient. Et dans le grand ciel bleu montait l'angélus.

Chaque jour, Victor s'observait dans la glace de l'armoire. Il crut remarquer un soir une légère atrophie du côté de son biceps gauche. S'approcha. Son impression se confirma. Il s'approcha encore. Décela cette fois un déséquilibre aussi au niveau des épaules, toujours à gauche. Il inspira profondément, bloqua sa respiration. Il y avait, en plus, sous le pectoral, gauche encore, une espèce de brisure, un léger pincement. Il relâcha sa respiration et remit sa veste de pyjama. Fut, les jours suivants, très déprimé. Cette atrophie était comme un trou noir par où toute sa force allait s'enfuir. Il ne serait toujours, quoi qu'il fasse, qu'une demi-portion. Un soir, alors que, du fond de son lit, il envisageait sérieusement l'abandon, lui revint en mémoire cette histoire qu'on lui avait racontée plusieurs fois au sujet de sa naissance, le cordon ombilical passé autour de son cou, le côté gauche de son visage tout bleu. Il fut debout en une seconde. Le côté gauche du visage et probablement tout le côté gauche du corps ! Et ça n'était pas l'oxygène de la forge familiale, toute proche, qu'on lui avait donné à respirer, ni les massages côté cœur, côté gauche encore !, qu'on lui avait faits pour le sortir d'affaire qui avaient suffi à réparer les dégâts. Sans doute cela les avait-il simplement limités. En tout cas, maintenant, il savait. Le problème était scientifique. Il lui fallait donc, pour le résoudre, trouver une solution scientifique. Et la science du muscle, à cette époque, n'avait qu'un nom, un seul : Robert Duranton.

Duranton était un ancien champion de catch qui, retiré des rings, avait mis au point, et sur le marché, une méthode de musculation en six mois. La plus efficace et la plus rapide du monde, claironnait régulièrement la publicité à la page sport du journal local. Le résultat qu'il affichait lui-même en chair et en muscles, était impressionnant. Et pour ce qui préoccupait Victor, la parfaite symétrie des bras, épaules et pectoraux, c'était impeccable. Le coût des six mois dépassant largement ce qu'il possédait en tirelire, Victor commanda, pour commencer, les trois premiers mois d'exercices. La grande et belle enveloppe arriva quinze jours plus tard, pendant les vacances de Pâques. La méthode semblait sérieuse. Pas un muscle n'était oublié. Victor en découvrait même : des obliques, des jumeaux, des trapèzes, des deltoïdes, et encore plus fort que les biceps et triceps, des quadriceps. Il apprit en outre que les pectoraux n'étaient pas deux, comme il le croyait, mais quatre, deux de chaque côté, le grand et le petit pectoral. Et que l'on ne travaillait pas tout ça, debout, en soulevant de lourdes charges, mais couché, avec des haltères et des barres, de petite dimension pour commencer. L'important étant de faire des séries, d'établir des progressions. Victor décida d'établir sa salle de musculation au garage, où il trouverait, dans ce qui servait de réserve à la quincaillerie, tout le matériel nécessaire à ses exercices, marteaux et autres lourds outils.

Le premier soir, il sortit de sa chambre dès que ses parents eurent fermé la porte de la leur. Le ciel était dégagé et la lune éclairait largement le garage à travers le grand vasistas. Sans allumer la lumière, pour ne pas attirer l'attention du voisinage, il se dirigea jusqu'à l'établi, où il trouva sans difficultés la lampe électrique dont son père se servait de temps à autre pour fouiller dans les coins obscurs. À la lueur de cette lampe, il alla jusqu'aux étagères, où il choisit deux gros marteaux, qu'il soupesa et disposa tête-bêche. Puis, tenant solidement les manches dans sa main, il les leva au-dessus de sa tête, plusieurs fois. Dans la demi-obscurité du garage, l'illusion était parfaite. Les haltères de Duranton, reproduits sur sa méthode, n'étaient pas mieux dessinés. Il repéra aussi, dans un coin, au milieu des outils et ferrailles diverses que son père avait ramenés de la forge, quand celle-ci avait fermé, un cylindre en fonte d'environ un mètre de long. En attendant de s'y attaquer, il décida que les essieux de roue de brouette, plus légers, feraient l'affaire. Après avoir mis de côté une vieille bâche qui lui servirait de tapis de sol, une bougie et une boîte d'allumettes, il éteignit la lampe électrique et resta un moment immobile au milieu du garage, contemplant, à la simple clarté de la lune, son nouveau domaine. Il allait devenir ici un homme fort. Avec des épaules si larges, des bras si épais et des pectoraux si puissants que Gilles et Ben Hur réunis n'auraient qu'à bien se tenir. Il s'entretint avec Messala cette nuit-là, dans une ruelle de Jérusalem, de choses graves, et quand ils se donnèrent l'accolade d'adieu au petit matin, Victor sentit ses pectoraux rouler sous la cuirasse, en deux belles vagues parfaitement et totalement égales.

Victor était né onze ans plus tôt, à vingt-deux heures précisément. Chaque soir, aux environs de cette heure-là, il entrait dans la nuit froide du garage et s'arrêtait sur le seuil, avec l'envie soudaine de rebrousser chemin, de retourner vers la tiédeur de ses draps. Mais chaque soir, une force venue il ne savait d'où le poussait vers l'avant. Un instant plus tard, étendu sur la toile rêche, dans la lueur de la bougie posée sur l'établi de son père, deux essieux en travers de la poitrine, il fermait les yeux. Et là, dans le silence de la nuit, il laissait venir à lui ceux qui l'avaient précédé, ceux dont le sang coulait dans ses veines, les forgerons, les porteurs d'enclume, tous les maîtres du fer et du feu. Quand il rouvrait les yeux, leurs grandes ombres étaient là, dansant sur les murs, tout autour de lui, dans la lueur dorée de la bougie. Alors, il se lançait dans le premier exercice : pousser la charge trente fois vers le haut, en trois séries de dix. À partir de la deuxième série, une douce chaleur envahissait ses bras et ses épaules. Au milieu de la troisième, cette chaleur gagnait son corps entier et soudain il était heureux, heureux de sentir ses muscles s'éveiller un à un, heureux d'être là, suant et soufflant au milieu des siens, qui l'encourageaient, le soutenaient, scandaient sourdement son prénom.

Il progressa étonnamment en deux mois. Réussit d'abord, un beau matin de marché, à porter jusqu'à l'étal, dehors, une des redoutables caisses de boulons. Parvint aussi, quelques jours plus tard, à soulever, et tenir serrée contre son ventre une bonne minute, une roue de brouette en fonte avec son essieu. Donna la main, enfin, à son père, un soir de livraison tardive, pour l'aider à ranger au fond du garage un lourd abreuvoir à bestiaux. Il lui sembla en outre, vers cette date, que son apparence physique avait changé, que ses épaules s'étaient élargies, que ses bras avaient épaissi. Il attendit, un dimanche matin de la mi-juin, l'entrée de son père dans la salle de bains avant de sortir de la baignoire. Et il le fit en force, à la Gilles, mains empoignant le rebord en métal, épaules jaillissantes, position finale tenue, une dizaine de secondes, bras tendus et torse ruisselant. Sans un regard pour lui, son père se dirigea vers le lavabo. Trois soupirs sonores et deux bruyants remous ne suffirent pas, quelques secondes plus tard, à lui faire poser son blaireau. Victor décida alors de frapper un grand coup.

Le premier jour des grandes vacances, il resta presque toute la journée allongé sur son lit. Au dîner, il mangea peu pour ne pas s'alourdir. Sauf une banane au dessert. Fruit qui valait, selon la rumeur, un bon bifteck. Puis il retourna dans sa chambre. Y entra comme on entre aux vestiaires avant l'épreuve. Doigts, poignets, bras, épaules et nuque relâchés. Il alluma la lampe de chevet. Puis ferma les volets. Il faisait encore jour, mais Victor ne voulait plus rien voir, plus rien entendre. Plus un coin de ciel, plus un bruit. Seulement penser à ce qu'il allait faire dans une heure environ. Il l'avait déjà fait cent fois dans sa tête. En avait rêvé même, la nuit précédente. Il se déshabilla et se mit au lit. À neuf heures, son père monta se coucher. Il l'entendit déplier son journal. À neuf heures quinze, sa mère entra dans sa chambre. Elle remonta son drap, lui déposa un baiser sur le front et éteignit sa lampe en lui souhaitant bonne nuit. Dès qu'il perçut le souffle régulier de son père à travers la cloison, il repoussa son drap, se leva et enfila ses pantoufles, tout cela dans le noir et au ralenti. Puis ouvrit la porte de sa chambre, la referma soigneusement pour ne rien laisser paraître de son absence et, toujours au ralenti, sans bruit, avec d'infinies précautions, prit la direction du garage.

La lune l'éclairait largement comme au premier soir. Il alluma la bougie et disposa son matériel habituel, plus deux solides caisses en bois et le cylindre en fonte qu'il traîna jusqu'à la bâche. Puis, pendant dix minutes, fit un peu d'échauffement avec les marteaux et les essieux. Après avoir fait rouler le cylindre dans la largeur de la bâche, il le suréleva, en le posant, une extrémité après l'autre, sur chacune des caisses. Ensuite de quoi, il se glissa dessous, posa ses mains sur la fonte, prit une profonde inspiration, souffla lentement et longuement, referma ses mains sur le cylindre, les fit pivoter pour bien placer les poignets, décolla et reposa ses épaules, l'une après l'autre, et expulsa encore un peu d'air pour parachever la décontraction. Enfin, bouche largement ouverte, il aspira une gorgée d'air, bloqua sa respiration, et tout en même temps, serrant les dents et tendant les muscles, poussa de toutes ses forces. Le cylindre trembla, puis décolla de quelques centimètres. Victor augmenta son effort, grimaça, serra les dents et le cylindre s'éleva lentement.

Il avait fait place nette, enlevé le cylindre et les caisses, posé sa veste de pyjama. Il tira la bouteille de gaz vers lui, la coucha précautionneusement sur la bâche et tendit l'oreille. Tout était silencieux. Il se mit en position : jambes écartées et légèrement pliées, mains agrippant la charge. Admira ses épaules rebondies, ses triceps légèrement saillants. Tout cela ajouté à la douce température de cette fin juin, il se sentit soudain merveilleusement bien. Il allait soulever cette bouteille et s'élever avec elle. Quitter l'enfer des petits pour le firmament des grands. Cesser d'être une sardine, à quelques semaines de ses douze ans. Entrer pour de bon dans la vie, à vingt-deux heures précisément. Il déplaça son pied droit de quelques centimètres vers l'extérieur, banda ses muscles et tira d'un coup sec. La bouteille ne bougea pas d'un pouce. Il tira plus fort, et encore plus fort, de plus en plus fort, cambra les reins chaque fois. Et chaque fois sans résultat. Alors, il relâcha brutalement son effort, se releva et expira profondément. Il lui fallut une bonne minute pour revenir à une respiration normale. Puis, soudain, son corps se remit en marche tout seul, il se courba à nouveau, ses mains se repositionnèrent, ses poignets jouèrent des articulations, les muscles de ses épaules et de ses bras se tendirent, sa mâchoire se referma, ses reins se cambrèrent, et il tira de toute son énergie. Un râle sourd monta de son ventre. La bouteille quitta le sol de quelques millimètres puis retomba brutalement et roula d'une dizaine de centimètres vers l'avant. Victor voulut la retenir mais une douleur d'une violence extrême lui zébra le bas du dos. Si violente qu'il en eut le souffle coupé, se retrouva à genoux, lâcha prise et ferma les yeux.

Quand il revint à lui, il était allongé sur la bâche. Un petit halo de lumière venait lécher par instants, le flanc de la bouteille de gaz couchée tout contre lui. La bougie, sur l'établi, arrivait à son terme. Et sur les murs les grandes ombres avaient disparu.

Cuisses

Vers minuit, Victor alla boire un verre au Rag. L'air était si enfumé qu'on voyait à peine les couples assis au fond, autour de petites tables rondes. Une quinzaine d'hommes se tenaient debout devant le comptoir, un verre de bière à la main, une cigarette dans l'autre. Victor parmi eux. Quand la porte donnant sur la rue s'ouvrait, une quinzaine de têtes se tournaient dans l'espoir de voir surgir de la nuit une femme, seule, enfin. Victor espéra jusqu'à la fermeture. En vain. Ferma les yeux, une fois couché. Tenta de se concentrer sur les cuisses superbes de cette fille qu'il avait ramenée trois semaines plus tôt, mais ne retrouva pas l'émotion que lui avaient procurée leur fermeté et fine musculature. Son désir s'envola. Il ouvrit les yeux et ce furent ses cuisses à lui qui lui sautèrent au visage. Il les détailla, rêva une seconde de retrouver les droits antérieurs merveilleusement galbés de ses quinze ans, les vastes externes puissamment noués du temps où il jouait au football. Puis se traita d'idiot d'en être encore là, à trente ans bientôt, et éteignit la lumière.

Le lendemain, il se réveilla à midi et se fit du café. À treize heures, il téléphona à Brideuil. Il appelait une fois par semaine, chaque dimanche, toujours aux environs de cette heure-là. Son père décrocha. Ils parlèrent un peu, du temps, du commerce, puis il y eut un petit silence. Alors le père dit qu'il devait y aller, que Brideuil jouait aujourd'hui un match important, qu'il ne voulait pas louper le début, s'excusa et passa l'appareil à la mère.

En fin d'après-midi, Victor alla faire son footing dominical sur le port. Les quais étaient déserts. Il emprunta celui de Rotterdam. Au bout de quelques centaines de mètres, le souffle court, il diminua l'allure. Plus tard bifurqua vers la jetée de l'Europe, la parcourut à petites foulées, fit le retour presque au pas, jusqu'au bassin numéro sept, au bord duquel, comme à l'accoutumée, il s'arrêta. Les trois cents mètres de long du bassin, ses hautes murailles en gradins, sa couleur de rouille, l'océan tout entier patientant devant sa gigantesque porte, en faisaient l'endroit le plus étrange et le plus bouleversant du port. On eût dit un temple aztèque élevé sur le ciel. Au fond, les alignements de plots, sur lesquels ne venait plus jamais se poser la quille des grands paquebots, semblaient un cimetière. Victor le contempla un moment. De temps à autre, un ferry venait se perdre dans cette immensité. Des restes d'essais de peinture multicolores explosaient par endroits sur le sol et les murs. Victor ne descendit pas, cette fois, par l'escalier étroit taillé à flanc de muraille, resta au bord, marcha jusqu'à l'extrémité du bassin, fit le tour d'un tas de palettes et de bidons abandonnés, revint en suivant, pendant une centaine de mètres, les rails de la grue de transbordement et reprit le chemin de la ville.

Elle entra au Rag, un samedi, à une heure du matin précisément, fit à Victor l'effet d'une apparition. Tous les têtes se tournèrent vers elle. Elle se tenait immobile sur le seuil. Victor, qui ne voyait que son visage, se haussa sur la pointe des pieds. Elle portait un débardeur rouge, largement échancré, laissant apparaître des épaules superbes, et la naissance de seins que Victor devina sublimes. Trois montagnes de cuir noir, insensibles à la beauté, fendirent la foule en direction du comptoir. Le groupe des buveurs de bière redevint opaque et, devant Victor, l'apparition cessa. Il lui fallut moins de deux minutes pour la retrouver, effectuer une belle remontée sur toute la longueur du bar, en dribblant, sans bousculer surtout, juste frôler, à peine, effacer plutôt, un obstacle après l'autre. Elle n'avait pas bougé, semblait chercher quelqu'un. Il s'arrêta à un mètre d'elle. Elle était encore plus belle de près, mais immense aussi. Alors, il resta immobile, son verre à la main, la tête levée vers elle, puis finalement fit demi-tour, commanda une autre bière et s'éloigna vers une petite table au fond, d'où une vague connaissance lui avait fait un signe. Et c'est à cette table, une demi-heure plus tard, sur un petit tabouret bleu, que l'apparition, vague connaissance, elle-même, de la vague connaissance de Victor, vint s'asseoir. Et exister.

Elle s'appelait Catherine, avait le regard perdu, partageait un appartement avec une amie, était au chômage. Victor dressa l'oreille. Alla chercher des bières pour toute la tablée, offrit des cigarettes et glissa à la jeune femme, en lui donnant du feu, qu'il connaissait peut-être un petit boulot. De standardiste. Un remplacement de congé maternité chez Zimmer and Co, là où il travaillait. Promit de se renseigner. Le regard de la jeune femme s'éclaira. Il attendit un peu avant de lui demander son numéro de téléphone. Pour la tenir au courant, dit-il. Elle le lui donna, le remercia. À la fermeture, ils se levèrent. Quand vint l'instant des embrassades sur le trottoir, Victor se haussa discrètement sur la pointe des pieds.

Le dimanche précédant l'arrivée de Catherine chez Zimmer, Victor se retrouva, dès dix heures du matin, sur le port, en short et baskets. Le temps était superbe. Il y vit un signe. Courut sans faiblir cette fois, en pensant à bien dérouler ses pieds, du talon à la pointe, à sortir les épaules et lever la tête, pour s'élever, à chaque foulée, le plus haut possible, aussi haut que les hangars bordant les docks, aussi haut que les cargos amarrés le long des quais, aussi haut que la grande Catherine. Il fit le tour du bassin numéro sept en slalomant entre les bittes d'amarrage, retrouva, à mi-parcours, le beau balancement de ses quinze ans, lorsqu'il virevoltait, balle au pied, entre les quilles, dans les concours départementaux, les encerclait, les contournait, les effleurait, sans jamais en renverser aucune. Refit même, vers la fin, la figure compliquée qui lui avait valu, un dimanche de printemps, sur le stade de la sous-préfecture, d'être classé, avec son ami Gilles, dans les cinq meilleurs joueurs du canton. Il la refit et la réussit, et c'est à cet instant précis, au bord du majestueux bassin numéro sept, que la conquête de la grande Catherine commença.

Il attendit deux semaines avant de porter son attaque, deux semaines qui lui permirent de constater que la jeune femme, presque tendre lorsqu'ils étaient seuls, reprenait tout de suite ses distances en présence d'un tiers, et évitait surtout soigneusement de se montrer avec lui à l'extérieur de chez Zimmer. Il la questionna. Elle répondit qu'elle se trouvait trop grande quand ils étaient ensemble. Il comprit qu'il était trop petit et n'avait pas la moindre chance de marcher un jour dans la rue avec cette femme magnifique pendue à son bras. Il mit alors au point une fine stratégie. Lui téléphona le vendredi de la deuxième semaine, en fin d'après-midi, et lui proposa d'aller boire un verre en ville, le lendemain soir, ou dîner, comme elle voulait, si elle était libre, bien sûr. Il y eut un petit moment de silence, puis elle répondit que oui, elle était libre, mais qu'au lieu de sortir, elle préférait aller chez lui. Il approuva calmement, lui donna son adresse, raccrocha et jeta ses poings vers le ciel.

Il avait porté tout le poids de son corps sur sa jambe droite. Devinant dans cette prise d'appui la préparation d'un tir de gaucher, le gardien de but s'était déplacé d'un pas sur sa gauche. Alors Victor, en douceur et de l'intérieur de son pied favori, avait frappé le ballon qui était passé largement sur la droite du gardien et entré dans les filets avec un petit bruit sec. Sur la touche, des cris étaient montés, suivis de quelques applaudissements, et pendant que Victor revenait en courant vers le rond central, le poing droit dressé vers le ciel, le sélectionneur départemental, venu en repérage, avait coché son nom sur ses tablettes. Après le match, à la buvette, un supporter avait répété tout seul, dans son coin, pour l'art et la postérité, la feinte de corps de Victor, du léger déhanchement sur la droite au pied gauche élégamment jeté. Le père de Victor, témoin de la scène, n'avait pu empêcher un sourire de fierté de venir se poser sur ses lèvres.

Le samedi matin, Victor acheta du champagne, des petits fours, du saumon, une tarte, du vin, et des préservatifs. Tenta une sieste en début d'après-midi. Ne ferma pas l'œil, mais se força à rester étendu, décontracté. Changea les draps ensuite, passa l'aspirateur partout et disposa ses vêtements sur le lit. Des vêtements neufs. Une chemise à fines rayures verticales qui, trouvait-il, le grandissait, un pantalon, choisi étroit, pour les mêmes raisons, et des souliers à talonnettes. Il s'habilla à dix-huit heures, s'entraîna pendant une heure à se déplacer avec naturel, poitrine légèrement ressortie, carrure soutenue, menton dressé, marcha de la cuisine au salon, du salon à la chambre, de la chambre à la salle de bains, ouvrit des portes, les referma, s'assit, se leva, proposa des chaises, des verres, des cigarettes, du feu. Elle arriva à vingt heures. Quand elle frappa à la porte de l'appartement, il monta sur un tabouret dans la cuisine, lui cria d'entrer, la guida jusqu'à lui, s'excusa, dit qu'il cherchait un plat, se pencha vers elle, l'embrassa et lui indiqua la direction du salon, où elle pouvait, si elle le voulait, s'asseoir et se mettre à l'aise. Il la rejoignit dès qu'il eut entendu le soupir du divan. Elle portait un jean serré et un débardeur, noir cette fois, sous une large chemise bleue, qu'elle posa. Tout était là, débordant du minuscule débardeur et emplissant le jean. Victor alla chercher le champagne et les petits fours. Ils trinquèrent, burent quelques gorgées, allumèrent des cigarettes et parlèrent de chez Zimmer. Elle le remercia encore. Il l'avait sortie d'une mauvaise passe. Financière, demanda Victor, après quelques secondes de silence ? Aussi, répondit-elle. Il reconnut son regard perdu du premier soir, lui reversa du champagne, dit que maintenant, tout allait s'arranger, qu'il y avait peut-être, en plus, une possibilité chez Zimmer, à la rentrée. Elle hocha la tête mais Victor vit bien qu'elle pensait à autre chose. Vers neuf heures, il rapporta la bouteille de champagne vide à la cuisine, apporta le saumon et le vin. Elle avait petit appétit mais buvait sans se faire prier. À dix heures, elle lui apprit qu'elle vivait une période de rupture difficile, venait d'être quittée sans ménagement. Par un bassiste de rock and roll. Victor pensa à la radio réglée sur France Musique et se mordit les lèvres. Un grand amour, ajouta-t-elle, et ses yeux s'emplirent de larmes. Il posa sa part de tarte, vint s'asseoir près d'elle sur le divan et lui passa le bras autour des épaules. Eut un peu de mal, à cause de leur différence de taille, à rendre le geste aussi protecteur qu'il l'aurait voulu. Elle se laissa glisser sur la moquette.

Elle n'accepta pas de bon gré de le suivre dans la chambre, sembla simplement, soudain, en prendre son parti, et se leva. Quand elle eut enlevé son débardeur, son pantalon et se fut étendue sur le lit, quand il vit son torse superbe, mis en valeur par un soutien-gorge de fines dentelles noires, et surtout ses cuisses, dont l'incroyable longueur rendait encore plus minuscule le string qui les réunissait, il sut qu'il n'avait jamais rien vu de plus beau. Il resta immobile une dizaine de secondes, puis s'avança, vint s'agenouiller au bord du lit et posa ses mains sur elle, une sur le sein droit, l'autre sur la cuisse gauche. Elle le regarda bizarrement. Il ne s'en rendit pas compte, entièrement plongé qu'il était dans son ravissement. Tout ce corps, pensait-il, tous ces seins, toutes ces fesses, toutes ces cuisses, tout cela pour lui. Il se releva enfin, se déshabilla entièrement. Elle fit de même et se glissa sous les draps, où il la rejoignit. Leurs visages étaient l'un contre l'autre et personne n'aurait pu deviner que, là-bas au fond du lit, les jambes de l'homme s'arrêtaient vingt centimètres avant celles de la femme. Tout se déroula normalement du point de vue de Victor sauf une petite passe d'arme quand, au bout d'une demi-heure, lui ayant demandé de remettre son string et de pivoter légèrement sur le côté, elle lui répliqua sèchement qu'on n'allait pas essayer toutes les positions du Kāma Sūtra. Mais elle le fit, et ce qui arriva alors ne peut être comparé qu'à ce qui était arrivé, quinze ans plus tôt, un samedi aussi.

Au réveil, Victor s'était dressé d'un coup sur son séant et, comme répondant à un appel lointain et de lui seul entendu, s'était retrouvé debout en une seconde, près de la porte de sa chambre, qu'il avait ouverte d'un coup et dans la foulée franchie pour s'enfoncer dans le couloir conduisant à la cuisine. Trois enjambées lui avaient suffi. Il s'était immobilisé sur le seuil. Son père était là, assis devant une tasse de café, le journal grand ouvert posé devant lui. Souriant. D'un sourire si calme et si profond que Victor en avait ressenti une violente émotion et s'était précipité. Le titre se détachait, en caractères gras, à la page sport : *Deux joueurs de Brideuil sélectionnés la saison prochaine dans les cadets du département*, et au-dessous, près de la photo de son ami Gilles, figurait la sienne avec son nom entier : Victor Irénée Beaulieu. Un tremblement incontrôlable l'avait gagné, comme une immense vague l'emplissant. Une vague si puissante qu'il n'avait eu d'autre solution que de la laisser sortir de lui, jaillir, exploser. Son cri avait été déchirant, de vie et de mort, de désir accompli, et de bonheur total.

Quand Victor téléphona à Brideuil, le lendemain, ce fut son père, à nouveau, qui décrocha. Ils parlèrent un peu, de la chaleur, des gens du bourg, de la retraite, bientôt, dit le père. Victor eut envie soudain de lui raconter la grande Catherine, sa soirée, de plaisanter, de parler avec lui. Comme au temps où ils partaient ensemble, chaque dimanche, affronter l'élite des autres départements. Comme au temps où de la ligne de touche son père lui donnait des conseils, d'un geste de la main ou d'un mouvement de tête. Comme au temps où, pendant les vacances scolaires, sur les marchés de la région ou au magasin, se répartissant les rôles, le fils à la manutention, le père à la vente, ils formaient, tous deux, une fameuse équipe. Comme au temps du commerce entre eux, d'amour, à son sommet. Mais il garda le silence et le père passa l'appareil à la mère.

L'Anglais venait de l'agence Zimmer de Manchester, pour deux mois, se perfectionner. Avait une longue chevelure blonde, une crinière bouclée qui tombait sur ses larges épaules. Victor le rencontrait partout. Le matin, le soir. Dans les couloirs. Dans la salle de repos. À la machine à café. Il était toujours là. Surgissant de nulle part. Immense et silencieux. Victor décala deux ou trois fois l'heure du repas qu'il prenait avec Catherine au restaurant de l'entreprise. En vain. L'Anglais arrivait derrière eux, s'installait à quelques tables. Un jour, Victor le trouva au standard, demandant des renseignements à unc Catherine rougissante. Une autre fois, il la surprit interrompant précipitamment une communication. Un vendredi après-midi enfin, au retour d'un rendez-vous extérieur, il les aperçut discutant près de la machine à café. Il fit un pas en arrière, entra dans un bureau désert, et resta là, à les observer, derrière la vitre. Catherine sortit une cigarette de son paquet. L'Anglais se pencha vers elle pour lui offrir du feu. À cet instant, Victor vit distinctement apparaître une guitare électrique tatouée sur son biceps gauche. Tête baissée, il regagna son bureau. Plus tard, comme chaque vendredi depuis qu'ils se connaissaient, il lui téléphona pour fixer l'heure où elle viendrait dîner chez lui le lendemain. Elle lui répondit d'une voix douce qu'elle avait un empêchement, était désolée. Il ne posa pas de questions.

Il gara sa voiture à une cinquantaine de mètres de l'immeuble où elle habitait. Il était dix-neuf heures trente. Il éteignit la radio. L'Anglais arriva à vingt heures. À vingt heures trente, ils sortirent de l'immeuble. Elle riait. Ils discutèrent quelques minutes devant la porte. Victor se tassa sur son siège. Quand ils lui tournèrent le dos, prirent la direction du port de pêche, il se releva. Ils s'éloignaient, marchaient côte à côte. Le bras de l'Anglais était élégamment passé autour des épaules de Catherine. Qui, juste avant l'avenue, s'arrêta et lui offrit ses lèvres. Alors Victor se laissa tomber en arrière et resta comme ça, un long moment, regardant la lumière du jour faiblir à travers le pare-brise. Vers vingt-deux heures, il se releva, démarra, et prit la direction du Rag.

Combien de whiskies, combien de capitaines ! lança-t-il à l'océan le dos plaqué contre la grande muraille. La lune baignait le bassin d'une lumière bleutée. On devinait les alignements de plots au fond. Le cimetière, murmura Victor, et il pensa qu'il était venu y enterrer ses illusions. Il les avait déjà noyées quatre heures durant, au Rag, sous un déluge de whisky. Puis était venu jusqu'ici en voiture. Son souvenir du trajet était vague. L'impression, toutes vitres ouvertes, de flotter dans la nuit tiède. Il s'arracha de la muraille et reprit sa descente. Marche après marche. Sans regarder le vide.

Il se tenait debout au milieu du bassin. Voyait, à cent cinquante mètres sur sa droite, l'immense porte coulissante par où entraient les navires. À la même distance, sur sa gauche, se dressait la muraille que venait embrasser, disait-on, la proue de certains grands paquebots. Il prit à droite. Marcha dans un silence total jusqu'à l'immense porte.

De l'eau ruisselait par endroits, courait sur des rubans de mousse verte. Victor colla son oreille. Il imaginait parfois le sinistre craquement. La vague gigantesque qui engloutirait tout. Il ferma les yeux quelques secondes. La grande Catherine l'avait quitté. Tout était calme. Le calme de la défaite. Il se retourna. Le bassin entier était devant lui. Ses gradins, son ciel. Il inspira une large gorgée d'air et décida de la grande et belle course qui allait lui redonner la victoire. Pour un soir.

Debout sur le premier plot, il jaugea la distance qui le séparait du second. Prit son élan et sauta. Recommença. Dix fois. Puis s'arrêta. Il l'aurait juré, les gradins avaient frémi. Sa poitrine se gonfla. Il serra les poings, esquissa un petit pas de danse au sommet du plot, prit la pose, fit le Grec à Olympie. Se remit en position. Pour ne plus s'arrêter. Foncer. Droit au but.

Ce match était le dernier. Opposait les meilleurs. Certains se retrouveraient la saison suivante dans l'équipe de la Grande Région. Et pères et fils savaient qu'à partir de là, tous les espoirs seraient permis. À un quart d'heure de la fin, Victor avait reçu le ballon du ciel, s'était retourné. Son arrière se tenait derrière lui, à quelques mètres, toujours là, immense, tapi et silencieux. Contre toute attente, Victor, pivotant brutalement, lui avait fait face. Surpris, l'arrière était resté immobile. Alors, Victor avait démarré droit sur lui, puis, à la deuxième foulée, fait un brutal crochet à gauche et un second à droite. L'horizon dégagé, il s'était enfoncé dans la direction du gardien, préparé au petit déhanchement sur la droite et à la frappe sèche dans le coin opposé du but. C'est à cet instant précis qu'il avait perçu derrière lui un bruit de course et les échos d'un souffle rauque, et une seconde plus tard qu'il s'était senti projeté vers l'avant, la jambe droite d'abord, violemment frappée à l'arrière du genou, puis tout le corps ensuite. Et il avait roulé au sol pendant qu'un craquement sinistre résonnait dans sa tête et dans son corps entier.

Victor était couché dans la poussière, sur le dos. Au-dessus de lui brillaient des dizaines d'étoiles. À sa droite, la grande masse sombre d'un plot le dominait. Il n'avait mal nulle part. Tout était silencieux. Les gradins retenaient leur souffle.

Dans la tribune, sûrement, son père s'inquiétait. Alors qu'on le soulevait, une violente douleur lui avait déchiré le genou droit. Le ménisque, s'était-il dit une fois couché sur la civière, la blessure des grands footballeurs, ceux qu'on photographie à l'entrée et à la sortie de l'hôpital, et quelques semaines plus tard, impatient d'en découdre, shootant de la béquille devant leur belle maison. Juste avant qu'on l'emporte, il avait embrassé du regard l'affrontement ultime qui se mettait en place, le penalty que son ami Gilles s'apprêtait à tirer, et qui allait leur donner la victoire.

Victor bougea ses jambes, l'une après l'autre, puis ses bras, doucement, et sa tête enfin. Il tenta de se relever. Les étoiles se mirent à danser au-dessus de lui et une nausée énorme lui vint. Alors il retomba à genoux, se traîna jusqu'au plot le plus proche, s'y adossa, et resta, comme ça, assis par terre, jusqu'à l'aube.

Les blessures

Cœur

Victor *souleva le ciel et repoussa la terre.* Dix fois. Puis enchaîna sur la rotation du torse, buste penché vers l'avant. Deux fois à gauche, en inspirant. Deux fois à droite, en expirant. Réduit le stress et fortifie les jambes, disait le Maître. Il continua, pour soigner sa tension, par le projeté des poings vers l'avant. Quatre fois de chaque côté. En soufflant court et fort, les yeux gardés bien ouverts. Acheva par la fermeture, genou droit d'abord, puis gauche, serrés contre la poitrine. Et le salut.

Ses exercices de taï-chi-chuan achevés, il prit une douche et se mit au lit. Plus tard, il passa sa main droite et son bras tout entier sous le drap, alla tâter son ventre, juste au-dessus de l'aine droite. La petite gêne était là, comme chaque soir, légèrement douloureuse. Et comme chaque soir, il la massa jusqu'à ce qu'elle disparaisse. Quand ce fut fait, il se répéta, une fois de plus, que tout était dans sa tête, uniquement dans sa tête, la gêne, la douleur, tout.

Victor passa tout son poids sur sa jambe gauche, décolla de quelques millimètres son pied droit et le reposa bien à plat sur le tatami, orteils tendus vers l'avant. Il fit la même chose de l'autre côté puis, regard fixé sur l'horizon, comme le Maître, commença à respirer doucement par le nez, bouche fermée. Son corps, lentement, se détendit et son esprit devint plus calme. Son poids était harmonieusement réparti sur ses deux pieds. Il se sentait apaisé. Prêt. Et tous les autres étaient prêts.

La Terre s'ouvre sur un lever de soleil. Il s'agit d'élever lentement les bras, tendus devant soi, jusqu'à la hauteur des épaules, puis de les baisser, aussi lentement. Il s'agit surtout de voir, au bout de ses doigts, le soleil sortir de l'horizon, et de ne plus le lâcher, pendant son ascension, de le tenir posé sur le souffle le temps de l'inspiration, jusqu'à ce que l'astre atteigne son zénith. Puis, sans pause, dans la continuité, d'entamer la descente, l'expiration douce, et le soleil, toujours au bout des doigts, doit lentement s'enfoncer dans l'horizon. La plupart du temps, Victor ne voyait que le mur recouvert de chaux blanche de la grande salle en face de lui et, au-dessus du bouquet de fleurs séchées, l'étrange devise : *Par ce qui est courbe, allez en ligne droite.* Depuis deux mois, il se demandait ce que l'on trouvait au bout de la ligne droite et pourquoi, alors qu'elle était le plus court chemin d'un point à un autre, fallait-il lui préférer la courbe. Depuis deux mois, la pensée taï-chi-chuan lui restait obscure. Mais parce qu'il terminait le cours totalement détendu, vivait mieux, dormait mieux, il continuait, trois fois par semaine, à venir danser lentement sur le grand tapis avec une dizaine d'autres, le regard perdu et le sourire aux lèvres. Après le coucher de soleil, ils s'arrêtèrent. Le Maître leur proposa de consacrer le cours à la séquence suivante, l'une des plus importantes du *Grand enchaînement*, commenta-t-il, en contenant tous les principes de base, parer à gauche puis à droite, tirer en arrière, presser en avant et repousser, et qui, bien exécutée, donnait la sensation d'être capable de se débarrasser, en douceur, d'un ennemi redoutable.

Victor ne se connaissait pas d'ennemi. Sauf lui-même, peut-être. C'est la pensée qui l'effleurait parfois quand, la nuit tombée, sa petite douleur au ventre réapparaissait. Celle qui avait alerté son père, au tout début de sa maladie, avait été soudaine, et violente. Provenait d'une tumeur qu'on lui avait enlevée, quelques jours plus tard. De la taille d'une orange, avait dit le médecin. Victor était venu lui rendre visite pendant sa convalescence. L'avait trouvé, assis dans le canapé, en pyjama, regardant les informations à la télévision. Lui avait posé quelques questions sur sa santé. Son père avait répondu distraitement, un œil sur la télévision. Puis le journaliste était passé aux sports et le père s'était tu. Alors Victor avait observé du coin de l'œil son corps tassé, ses joues pâles, ses poignets amaigris. Quelques semaines plus tard, un soir, à quelques semaines de ses trente-sept ans, Victor, pour la première fois, avait senti la petite douleur en lui.

Le Maître leur montra à nouveau la séquence dans son entier, puis ils se mirent en position. Victor avec les autres. En pensant à Wang Chung Yueh, *ayez dans vos mouvements la lenteur du nuage s'effilochant au vent d'automne*, il porta le poids de son corps à gauche, pivota sur la droite, lança ses mains, l'une vers l'avant, l'autre vers l'arrière et para à gauche. Puis à droite. Ensuite, il eut une seconde d'hésitation, se demanda, tout en tournant ses hanches au nord et son regard à l'est, si ça n'était pas l'inverse, mais enchaîna, de toute façon il était trop tard, ouvrit son bassin à gauche, laissa ses mains effectuer une rotation dans le sens contraire de celui des aiguilles d'une montre et tira en arrière.

Comme chaque fois, cette position, corps entier en retrait posé sur la jambe gauche légèrement pliée, lui procura une profonde sensation de bien-être. Il ferma les yeux et tira un peu plus. Un picotement délicieux lui parcourut la colonne vertébrale du coccyx jusqu'aux vertèbres cervicales. Il eut beaucoup de mal à ne pas s'arrêter là, à ne pas simplement se laisser aller encore plus vers l'arrière, toujours plus. Comme il avait eu du mal, quelques mois après l'opération de son père, lors d'un déplacement sur la Côte d'Azur, à ne pas téléphoner à son ami Gilles, retiré au soleil après une carrière de footballeur professionnel bien remplie. Chacun des soirs de la semaine précédant son départ, il s'était imaginé racontant à son père, au retour, leurs retrouvailles après toutes ces années, amicales, chaleureuses même. Et chaque soir il avait entendu son père lui demander, le regard brillant : T'a-t-il reconnu ? Avez-vous bu un verre ensemble ? Puis Victor avait pris l'avion et, une fois sur place, son projet lui avait semblé si ridicule qu'il l'avait repoussé. Victor ramena ses mains contre sa poitrine, paumes vers l'extérieur, puis, de toute son énergie et sans aucune force, la seule manière, selon Wou Yi-chien, *par la douceur extrême d'atteindre la force extrême*, repoussa.

Le père avait repoussé la maladie, et la douleur dans le ventre du fils s'était estompée. La vie avait repris son cours. Victor descendait à Brideuil quatre ou cinq fois par an et y passait une semaine aux grandes vacances. Un jour, ses parents étaient montés à Paris. Ils étaient allés au cinéma tous les trois. Son père s'était arrêté devant l'affiche d'un film de Wim Wenders projeté dans l'une des salles, *L'Angoisse du gardien de but au moment du penalty*. Il avait lu le titre lentement et hoché la tête, en connaisseur de la psychologie profonde des gardiens de but, avait pensé Victor, amusé.

Victor pratiquait son art partout. Dans les transports en commun où il restait debout, bien calé sur ses deux jambes, genoux légèrement fléchis, à demi assis, dans la position de base du taï-chi-chuan, économisant son énergie, se disait-il. Au bureau aussi, où il se déplaçait hanches et genoux souples et pensait surtout, à chaque changement de direction, à faire pivoter son bassin, mouvement qui, bien exécuté, entraînait naturellement les jambes et surtout les pieds en un élégant glissement sur le parquet.

Mi-décembre, *La Terre* achevée, le Maître demanda aux élèves s'ils voulaient retravailler plus particulièrement certaines séquences avant de passer à *L'Homme*, le volet suivant. Victor proposa que l'on revienne sur une difficulté, située à la toute fin de *La Terre*, un changement de direction à cent quatre-vingts degrés, qui devait être exécuté dans un mouvement de balancier de tout le corps et qui nécessitait, c'était vital pour ne pas se retrouver au sol, de conserver un équilibre parfait et un parfait synchronisme entre l'action des pieds et des mains.

Le téléphone avait sonné à vingt-deux heures trente, un soir d'hiver. Victor était couché. Son père avait été réhospitalisé. On l'avait ouvert et refermé sans rien faire, le cancer se généralisait. Victor avait senti une vrille s'enfoncer dans son ventre. Il avait cessé de respirer quelques secondes, puis, la douleur diminuant, avait dit à sa mère qu'il viendrait le week-end suivant et raccroché. Longtemps il était resté sans dormir, les poings serrés. Vers trois heures, il s'était levé boire un verre d'eau et là, dans le silence de la nuit, il s'était dit que les pères meurent avant les fils, que c'était la loi, que les fils doivent continuer à vivre après les pères. Sans eux.

À chaque cours Victor travaillait le changement de direction. Passer son centre de gravité du pied droit sur le pied gauche lui était difficile à cause de l'habitude inverse prise dans son passé lointain de footballeur et de gaucher. Quand il y parvenait, ça n'était pas fini, il devait s'employer à faire suivre les mains, les épaules, tout le buste, et le regard enfin. Tout cela harmonieusement, sans à-coups, *comme en déroulant le fil d'un ver à soie.*

Au Noël qui avait suivi la rechute de son père, Victor n'avait pas eu envie de lui offrir l'habituel et insignifiant ouvrage de fin d'année, résumant en courts textes et spectaculaires photos la saison de football précédente. Il avait envisagé toutes sortes de livres sans rapport avec le sport, puis, pour rester dans l'harmonie des Noëls précédents, avait finalement arrêté son choix sur une histoire du football depuis les origines, publiée dans une collection réputée, avec beaucoup de texte et peu de photos. Un livre que son père avait lu jusqu'au bout et trouvé, avait-il fait savoir, très intéressant.

Victor changea de direction et entra dans une séquence qu'il aimait tout particulièrement, reprenant à peu de chose près le *Soulever le ciel et repousser la terre* qui le soulageait tant. Il leva sa main droite au-dessus de sa tête, paume vers le ciel, laissa tomber sa main gauche le long de son corps, paume vers le sol, et s'étira. Son ventre suivit le mouvement et, comme à l'accoutumée, cela diminua sa gêne au-dessus de l'aine droite. Il ferma les yeux et accentua l'étirement au maximum. La petite douleur devint presque imperceptible. Elle reviendrait, il le savait. Mais ce qu'il savait aussi, c'est que là, en se grandissant, il l'avait, une fois de plus, fait reculer, et qu'un jour viendrait où, immense à jamais, entre le ciel soulevé et la terre repoussée, il lui ferait définitivement mordre la poussière.

En janvier, Victor comprit dès la première séquence de *L'Homme, Serrer le tigre et le reporter à la montagne*, que les choses sérieuses commençaient. Le mouvement était d'une grande complexité, entièrement fondé sur la désolidarisation des deux côtés du corps : main gauche levée en même temps que coude droit affaissé, suivi d'un pivot du corps sur la droite avec poids tout entier porté à gauche, pour venir s'achever tronc sud-est et bassin sud-ouest. Ces difficultés, accrues encore par la nouvelle devise inscrite sur le mur de chaux blanche, *Si vous voulez aller vers le haut, votre pensée doit en même temps aller vers le bas*, firent perdre pied à Victor, qui, en quatre semaines, pas une fois ne parvint à *serrer le tigre.* Il décida de passer à la suite. Mais il ignorait, comme le disait Wang Chung Yueh, qu'*une erreur de quelques centimètres peut être une faute de plusieurs lieues*, et fut incapable de mener la séquence à son terme. Et le tigre, ni serré ni reporté, resta en liberté. Victor en fut profondément déstabilisé.

Après le tigre vint le singe, qu'il s'agissait, *par trois fois,* après avoir *reculé,* de *repousser.* Victor imaginait un singe énorme et grimaçant, le dominant de toute sa hauteur. Le Maître se mit en position, fit trois pas en arrière en levant chaque fois un pied et pivotant sur l'autre. Puis refit le mouvement en décomposant et commentant. Victor ne comprenait pas à quel moment on repoussait le singe. Il lui semblait au contraire qu'on l'évitait, le fuyait à reculons. Le Maître avait beau dire qu'on était là au cœur de la pratique, dans le fameux Wou-Wei, *esquiver pour ne pas être atteint, agir par le non-agir, lâcher-prise,* Victor pensait que c'était surtout le meilleur moyen d'aller au tapis.

Plusieurs fois, ces dernières années, Victor était allé au tapis. La première, c'était un samedi après-midi. Il regardait à la télévision la retransmission de la finale olympique du cent mètres masculin. La caméra volait au-dessus du stade. Les gradins étaient combles. On apercevait les huit coureurs au loin, minuscules. Victor avait coupé le son. Le cadre s'était resserré. À l'entrée des huit hommes dans les starting-blocks, la foule s'était immobilisée. Victor aussi. Au coup de feu, les huit coureurs avaient jailli comme un seul et un peu moins de dix secondes plus tard, un athlète noir, avec plus d'un mètre d'avance, s'était jeté sur le fil en levant ses poings vers le ciel. Ensuite, on l'avait vu écarter les bras, ouvrir ses mains et offrir sa victoire à la foule. Qui s'était levée tout entière. Victor avait détourné le regard mais n'avait pu empêcher sa gorge de se nouer.

Une autre fois, Victor avait été surpris, en écoutant les informations à la radio, par un père disant sa fierté après la victoire de son cycliste de fils. Il employait des mots simples, bafouillait sous l'émotion. Victor avait eu envie d'éteindre le poste mais s'était arrêté en route. Le père avait continué à parler, et les yeux de Victor s'étaient emplis de larmes.

Un dimanche de 1983 enfin, alors que Victor se relevait pour éteindre la télévision, un homme avait fait irruption sur le court central de Roland-Garros. Victor s'était immobilisé. Noah avait sauté au-dessus du filet et s'était jeté dans les bras de l'homme. Victor s'était rassis, sur le bout des fesses. La caméra avait fait un gros plan sur le père et le fils s'étreignant, et tout le monde avait pu voir les yeux pleins de larmes du fils et ses lèvres entrouvertes sur le mot *papa*. Victor s'était laissé glisser sur le tapis, où longtemps il avait pleuré comme une madeleine.

Victor reculait, jamais ne repoussait. Et le singe, parfois, venait danser dans ses rêves, babines largement retroussées, en se tapant d'une main sur la tête et de l'autre sur le ventre.

Dans les semaines qui suivirent, Victor échoua également avec la cigogne et le cheval, ne parvint ni à *déployer les ailes* de la première ni à *flatter l'encolure* du second. Le retour annoncé du tigre, début mars, le plongea dans une profonde angoisse. Tout en révisant ses classiques, *Agissez avec l'agilité du faucon qui attrape le lapin et avec la promptitude du chat qui prend la souris*, pendant quinze jours il se retourna, frappa du poing, dévia, para, appuya, écarta, poussa et entra enfin dans *Séparer les pieds*, la phase préparatoire du combat. Il fallait, buste orienté à gauche, lever le pied droit à la hauteur de la hanche et le jeter loin vers la droite, puis faire de même avec l'autre pied. Sans cesse à la limite du déséquilibre, Victor se maintint sur ses jambes au prix de contorsions qui l'épuisèrent. Il rentrait chez lui tenant à peine debout, s'inquiétant de la prochaine étape.

Elle arriva sous la forme d'une série de coups de pied, vers le haut, vers le bas, si acrobatique qu'il manqua plusieurs fois tomber. De peur de se retrouver au tapis, ridicule et moqué, il préféra abandonner, un beau jour de la fin mars, juste avant *Frapper le tigre à gauche*. Alla s'asseoir sur le petit banc près du vestiaire et attendit. À la fin de la séance, il fit part de sa décision au Maître, lui laissa entendre qu'il allait continuer à s'entraîner tout seul, reviendrait plus tard, au début de la saison suivante, après avoir résolu ses problèmes. Le Maître ne fit pas de commentaires, dit seulement que le taï-chi-chuan révélait souvent les points faibles du corps et cita Wou Yi-chien : *Les défauts doivent être recherchés dans la taille et dans les jambes.*

Victor dormit peu cette nuit-là, à cause d'une brûlure continue au-dessus de son aine droite. Et d'une légère enflure aussi.

Le lendemain, il pensa à cet *Homme* qu'il laissait inachevé et eut l'étrange sensation d'avoir interrompu quelque chose d'important, mais qu'il ne sut comment nommer.

Fessiers

Victor avançait nu. Lentement. Comme si la petite brise de mer qui soufflait sur son corps entier risquait de le faire tomber à la renverse, doucement. Ou pire, voler en éclats, au ralenti. À l'entrée de la plage, une jeune vigile, entièrement nue, le salua en souriant. Victor lui rendit son sourire et garda dans l'œil, jusqu'au sommet de la dune, la noirceur de son pubis.

L'océan était d'un bleu profond. Sur la gauche, au loin, deux blockhaus scintillaient dans la brume matinale et, à une centaine de mètres, Clara, au milieu d'un groupe de gymnastes, faisait des abdominaux. Victor prit à droite, vers la plage surveillée, étendit sa serviette au creux d'une petite dune et s'y coucha.

Le deuxième jour, Clara lui proposa de venir avec elle à la gymnastique de dix heures. Il refusa d'abord puis, devant son regard noir, capitula. Ils étendirent leurs serviettes côte à côte, se mirent en position. Victor attrapa ses doigts de pied. Les exercices d'assouplissement lui firent du bien. Il peina, en revanche, sur les cercles de bras, un galet dans chaque main, se cambra sous l'effort. Clara, qui veillait, lui fit rectifier la position. Elle intervint aussi au début des fessiers mais relâcha son attention vers la fin. Et Victor, à nouveau, se cambra.

Le quatrième jour, il accepta un footing avant la gymnastique. Ils partirent tous deux, par la plage, à petites foulées, vers la station balnéaire voisine. Victor se tordit plusieurs fois les chevilles dans le sable mou. Après la gymnastique, ils allèrent se baigner. L'eau était fraîche, mais revigorante, assura Clara. En sortant du bain, ils s'étendirent au soleil et ne bougèrent plus jusqu'au début de l'après-midi.

Ils ne purent déjeuner, ce jour-là, en rentrant à la tente. La glacière était vide. Ils reprirent du thé et du pain beurré, à la place de la fraîche salade et du délicieux jambon finement coupé. Victor se jura de rentrer plus tôt le lendemain pour aller aux provisions. Ce qu'il fit désormais, pendant que Clara restait à la plage. Il arrivait à la tente vers treize heures, lourdement chargé de fruits, légumes, bouteilles et pains de glace. S'écroulait quelques minutes sur le sable pour se remettre de son effort, envisageait de parcourir en voiture, les jours suivants, les quelques centaines de mètres qui le séparaient des commerces puis y renonçait, pour ne pas trop s'écouter, comme aurait dit Clara.

Elle acheta des raquettes. Ils partaient à la plage vers quinze heures, se faisaient bronzer jusqu'à seize, après quoi Clara se levait et proposait une partie. Victor se levait à son tour et la rejoignait. Une demi-heure plus tard, en sueur, ils se jetaient dans l'océan glacé.

Clara aimait marcher après le bain. Le premier blockhaus était à quarante-cinq minutes, le second à une heure. Marcher jusqu'au second blockhaus, c'était terminer l'après-midi en beauté. La plage était superbe à cette heure, dorée, la mer si calme parfois. Ils se donnaient la main, s'arrêtaient pour s'embrasser. Les mouettes leur faisaient un cortège.

Une petite douleur vint à Victor, à la cheville droite. Il acheta de la pommade.

Au bout de huit jours, Clara, au sommet de sa forme, proposa un deuxième footing, en rentrant de la plage, dans le camp, à la fraîcheur, juste avant le dîner. Un vrai footing, cette fois, sur terrain dur, en short, maillot et bonnes chaussures. Ils rentraient dégoulinants de sueur, plongeaient avec délice sous la douche, se savonnaient l'un l'autre dans la tiédeur du soir, se caressaient.

Plus tard, ils allaient manger au restaurant de poissons ou boire un verre, revenaient en prenant des allées bordées de fougères bleutées et de luxueux bungalows, croisaient des hommes nus, à vélo, dépassaient des brunes, des rousses, des blondes, aux fesses haut plantées, puis allaient faire l'amour sous leur tente, jouissaient sans bruit.

Ils se levaient vers neuf heures. Victor rêvait parfois, en finissant son thé, d'un petit déjeuner prolongé jusqu'à midi, allongé dans le transat, en compagnie des écureuils, leurs voisins, admirant leurs sauts de l'ange entre les pins ou leurs courses éperdues au milieu des buissons. Mais Clara piaffait. Alors, il avalait sa dernière gorgée de thé, pommadait soigneusement sa cheville et commençait sa journée.

Au milieu de la deuxième semaine, sa douleur s'étendit vers le mollet.

Il fit très chaud à partir de la mi-août. Victor, prudent, enfilait un tee-shirt l'après-midi. La première fois, la jeune vigile s'était avancée vers lui à l'entrée de la plage et avait pointé son index en direction du panneau « Nudité obligatoire ». Victor avait soulevé légèrement son vêtement pour prouver qu'il ne portait pas de maillot de bain. Maintenant, il la devançait, attrapait le rebord de son tee-shirt dès qu'il la voyait sortir de sa guérite et le soulevait bien haut, en cassant ses poignets et levant un pied, comme les danseuses de french cancan avec leurs jupons. La jeune vigile souriait. Clara et Victor aussi.

Clara jouait de mieux en mieux aux raquettes. Renvoyait de longues balles, faisait des lobs, des coupés, des amortis. Frappait, tantôt élégamment, tantôt puissamment, toujours précisément. Menait le plus souvent les parties à sa guise. Victor, certains jours, oubliant ses cheville et mollet, se prenait au jeu et se jetait dans la bataille. Intervenait sur toutes les balles, courait, bondissait, plongeait, en avant, en arrière, sur les côtés, renvoyait, en coup droit, en revers, en smash, virevoltait dans les airs et sur terre, de grands écarts en brusques crochets.

Au milieu de la troisième semaine, un soir, alors qu'il s'asseyait, son genou droit craqua. D'un petit craquement sec et désagréable. Qui se reproduisit deux fois, le lendemain matin, la première au saut du lit, la seconde en sortant de la douche. Par précaution, il cessa le jour même de jouer aux raquettes. Puis les jours suivants, les craquements persistant, de courir et marcher longuement.

Désormais, sur la plage, il s'asseyait à l'ombre du parasol jusqu'au bain et observait les naturistes. Aux jeunes corps harmonieux souvent, mais aussi vieillis parfois, ridés. Certains venaient sur cette plage, dans cette pinède, depuis des années. Le climat, l'océan, la vie nue au grand air, tout cela fabriquait, disait-on, des centenaires.

Les vagues frappaient fort. Victor se campait sur ses jambes. La première vague le touchait en pleine poitrine. Il raidissait ses bras, sortait ses épaules, contractait ses pectoraux. Reculait d'un mètre ou deux, mais restait debout. Il se jetait sur la seconde. Elle s'écrasait sur son ventre. Violemment. Sauvagement. Aplatissant tout sur son passage. La troisième vague le massait, du bas vers le haut, le soulageait. Il fermait les yeux.

Au sortir du bain, il se couchait sur le dos. Offrait son ventre au soleil. Résistait à la brûlure. Laissait le feu le transpercer, entrer en lui, descendre en son profond, brûler, sécher, purifier. Peut-être.

À la gymnastique, Victor ne faisait plus que la moitié des exercices. Se laissait distraire, le reste du temps, par la splendide éclosion des seins dans le soleil, le doux roulis des hanches et des fesses, le troublant écartement des cuisses au repos ou le comique spectacle des verges ensablées. Et oubliait chaque fois, au moment des fessiers, de surveiller sa cambrure. Un tiraillement douloureux lui vint à l'arrière de la cuisse droite.

Il allait aux provisions en voiture, désormais. Prenait son temps, faisait un long voyage à travers le camp pour rejoindre le centre commercial, sillonnait les allées de Landes, Ajoncs, Pins, Bruyères, Sables, Atlantique, Caraïbes, Floride, Californie, Hawaii, Polynésie, roulait au pas pour admirer le monde, les tentes minuscules au bord des sentiers, les caravanes rutilantes au sommet des collines, les bungalows de rêve cachés dans la pinède, le linge étendu à même les buissons, les jardinets proprets et les terrasses de Hollywood. Puis il rejoignait les pousseurs de caddies, nus souvent, échangeait quelques mots avec les employés du camp, habillés, tous, faisait une pause en sortant avec les buveurs de café et les lecteurs de journaux. Au retour, il longeait les terrains de tennis, de pétanque, de basket, de volley, regardait quelques secondes les tireurs à l'arc, poussait parfois jusqu'à la clairière des danseurs de taï-chi, leur jetait un regard en coin, en passant.

De jour en jour, sa douleur augmentait. De se baisser sans cesse. Pour entrer et sortir de la tente. Mettre de l'ordre sous l'auvent. Chasser le sable des rabanes. Emplir les bouteilles d'eau. Ouvrir et fermer la glacière. Chaque flexion lui était un calvaire. Chaque nuit aussi. Il dormait peu. Le matelas amplifiait les mouvements de Clara. Ses soupirs, presque. Tout le réveillait, réveillait sa douleur. Elle progressa encore. Lui happa la fesse droite un matin. La pommade fut sans effet.

Il eut alors recours à une argile miraculeuse qu'on trouvait sur la plage, à marée basse, près des blockhaus. Il s'en plâtra la jambe droite, du haut de la fesse jusqu'à la cheville. On put le voir ainsi, trois jours de suite, aborigène étrange perdu au cœur de l'Europe, déambulant nu, au milieu de fesses suédoises et danoises, suivant du regard des kyrielles de cerfs-volants hollandais et norvégiens, contournant d'impressionnants châteaux de sable franco-allemands, marchant de long en large, deux heures durant, le temps que l'argile fasse son effet, traînant derrière lui une jambe droite de fin du monde, grisâtre et craquelée. Qu'il allait plonger ensuite dans l'océan et frotter vigoureusement avant de rejoindre Clara.

Il souffrait le martyr, désormais, quand ils faisaient l'amour. Ne pouvait prendre appui sur un pied sans ressentir une violente brûlure à l'arrière de sa cuisse ou bouger un genou sans crier de douleur à sa fesse déchirée.

Ils décidèrent de changer de position. Clara prit l'habitude de venir sur Victor. Qui souffrait moins et mettait à profit l'élasticité du matelas pneumatique pour aimer Clara plus profondément. Tout allait bien jusqu'au moment fatal où, la plupart du temps, leurs coups de reins intempestifs faisaient verser le matelas sur le côté et les désajustaient.

Pour finir, ils renoncèrent au matelas et allèrent sur la plage, à la nuit tombée. Malheureusement, à chaque fois, de terrestres préoccupations, la fraîcheur de l'air, du sable dans leurs orifices, ou des promeneurs, les empêchèrent d'atteindre de célestes hauteurs.

Victor se réveilla un matin, le bas du dos tout ankylosé. Chaque mouvement lui arrachait un cri. Clara partie à la gymnastique, il se leva en gémissant pour se recoucher sous les pins. En milieu de matinée, le mal lui prit les reins et à midi le ceintura. Il but un thé pendant que Clara déjeunait. Elle reprit seule la direction de la plage. Il s'allongea sur le dos en grimaçant. Jamais la terre ne lui avait semblé si basse. Au-dessus de lui, le ciel était immense, d'un bleu transparent, intouchable. Il posa sa main au creux de son aine droite, pressa légèrement, cessa soudain de respirer, appuya un peu plus et ne bougea plus. Une boule était là, il la sentait, la fit rouler sous ses doigts. Il continua de presser. Son cœur s'emballa. Elle battait elle aussi, grossissait sans doute, croissait, emplirait bientôt tout l'espace, et entre le ciel et la terre, il n'y aurait plus qu'elle, plus de Victor. Qui sentit sa gorge se serrer et ferma les yeux pendant qu'une mouette traversait le ciel en riant et qu'un écureuil, à dix pas, faisait des galipettes.

Les soins

Dorsaux

Parce qu'on arrive dans ces endroits-là grippé et en repart poitrinaire, Victor décida, en poussant la porte du cabinet médical, de ne pas parler de sa douleur au ventre. Dans la salle d'attente, il résolut de ne pas évoquer non plus ses élancements dans les reins. Une demi-heure plus tard, devant le médecin, il annonça, décontracté, qu'un problème ancien de genou était réapparu, raconta son ménisque, la minuscule fissure découverte vingt ans plus tôt, les quinze jours passés jambe allongée, après le fameux match, ajouta enfin, le sourire au lèvres, qu'une pommade appropriée, cette fois, sûrement, ferait l'affaire. Le médecin l'ausculta longuement, et le dirigea, dans un premier temps, dit-il, vers un cabinet de radiographie classique. Dont Victor ressortit, huit jours plus tard, avec une rotule droite intègre et une petite note en bas de page : « Si les douleurs persistent, le bilan pourra être complété par une IRM. » Le médecin approuva mais jugea bon d'adresser Victor, d'abord, à un spécialiste des os et articulations, un éminent, ajouta-t-il, en lui donnant dans son courrier du Cher Maître.

C'était la fin de l'automne. Le vent charriait depuis la veille de lourds nuages. Victor arriva à l'hôpital à neuf heures. À neuf heures quinze on l'appela à un guichet où il donna son numéro de sécurité sociale. Puis on le dirigea vers une petite cabine dans laquelle il se déshabilla et attendit, en slip, maillot et chaussettes. À neuf heures vingt-cinq on vint le chercher. Le Cher Maître n'était pas seul. Faisait cours. Six élèves le suivaient comme son ombre. Victor pensa que la lettre de son médecin l'avait probablement propulsé au rang de cas d'école. Des panneaux placardés aux murs, d'os et de ligaments en tous genres, brisés, rongés, sectionnés, plus un petit magnétophone brandi par l'un des élèves, le confirmèrent dans cette hypothèse. Il s'allongea. Le professeur s'approcha et les élèves firent cercle.

Pendant vingt minutes, on lui tordit la jambe droite dans tous les sens. Ce fut miracle qu'on ne lui déboîtât rien. Victor entra en résistance, répondit non à toutes les questions. Plusieurs fois se mordit les lèvres mais n'avoua pas. Il n'avait mal nulle part. Tout allait bien. À quelle heure allait-on le relâcher ? À neuf heures quarante-cinq, on l'envoya se rhabiller. Cinq minutes plus tard, le Cher Maître, assis à son bureau, prit la parole devant son aréopage. On ne trouvait aucune lésion apparente, conseillait un examen plus approfondi, la fameuse IRM, un scanner donc, et donnait rendez-vous après. La pendule du hall marquait dix heures précises. Le ciel s'était encore assombri. Victor releva le col de son blouson et quitta l'hôpital.

Quand le bas de son corps s'enfonça dans l'énorme cylindre, Victor se crispa. Souhaita de toutes ses forces n'y pas disparaître entièrement. Fut exaucé. Sauva sa tête et ses épaules. L'homme qui l'avait reçu, fine moustache et lunettes cerclées, avait disparu. Victor ouvrit ses poings, relâcha ses jambes, se força à respirer calmement, tenta de se raisonner, pensa très fort qu'il ne risquait rien, que les techniques avaient heureusement évolué. Vingt ans plus tôt, le radiologue lui avait enfoncé une interminable aiguille entre la rotule et le cartilage. Puis lui avait injecté une seringue entière d'un liquide épais et bleuâtre. Et huit jours durant, chaque fois qu'il avait posé le pied par terre, était monté de son genou un affreux bruit de botte pleine d'eau. Un grondement d'au-delà sortit soudain de la machine, qui se mit à trembler. Victor releva la tête, vit le long cylindre comme un tunnel, le fond lointain, plongé dans la nuit, pensa au début d'un voyage à l'issue incertaine. Lui revint en mémoire un rêve étrange qu'il avait fait à l'époque du genou bleuâtre, presque un cauchemar. Il marchait dans l'obscurité profonde au milieu d'un marais. On entendait des hululements, des cris sauvages, et à chaque pas il s'enfonçait dans la boue épaisse, et à chaque pas le marais tentait de l'aspirer.

Il passa trois quarts d'heure au cœur du grondement. Le cylindre se déplaçait, lui tournait autour, descendait, remontait, si haut, parfois, qu'il se demanda si, malgré son mutisme, il n'avait pas été deviné, si on ne lui avait pas caché quelque chose, d'autres examens du côté de ce ventre qui continuait à le tirailler et le faire souffrir. Puis la machine, soudain, hoqueta et se tut. Quelques secondes plus tard, fine moustache et lunettes cerclées entra dans la pièce. Il fallait attendre vingt-cinq minutes pour les résultats. Victor pouvait se rhabiller.

L'intégrité était cette fois méniscale et ligamentaire. Le Cher Maître rappela à ses élèves que d'après un examen précédent elle était aussi rotulienne. Et tous posèrent un regard interrogateur sur Victor. Qui fut dirigé vers le centre de radiographie de l'hôpital pour un cliché, cette fois, de la hanche droite. Laquelle s'avéra légèrement déplacée et de quatre millimètres plus basse que la gauche. Le Cher Maître, les élèves, Victor, tout le monde poussa un soupir de soulagement. On avait enfin trouvé quelque chose. Il faudrait suivre l'affaire, revenir dans un an, surveiller ça. L'assistante qui proposait de prendre date fut renvoyée derrière son bureau par le Cher Maître. Savait-on où l'on serait et ce qu'on allait faire dans un an ? Monsieur sûrement pas ! Victor garda le silence mais se demanda jusqu'au soir ce que le professeur connaissait au juste de son avenir.

Il plut une semaine durant, une pluie froide et glacée. Victor se traînait. Il reprit rendez-vous. Avoua à son médecin que le genou n'était pas tout, les reins aussi, en compote, chaque matin. Le médecin prescrivit des séances de kinésithérapie. Victor trouva dans l'annuaire un M. Wang qui justement avait un désistement et voulait bien le prendre le soir même. Parce que l'homme se déplaçait les jambes légèrement fléchies, faisait, à chaque fois qu'il changeait de direction, d'abord pivoter son bassin et, une seconde plus tard, glisser élégamment ses pieds sur le parquet, Victor sut, dès la première seconde, que M. Wang ne pouvait rien pour lui. Il se déshabilla tout de même et s'étendit sur la table. M. Wang le prit délicatement par les talons, lui souleva les jambes et les étira en douceur. Ensuite, il le fit mettre sur le ventre et, lentement, très lentement, centimètre par centimètre, lui remonta le long de la colonne vertébrale, en pressant du bout des doigts à la base de chaque vertèbre. Après cela, M. Wang le fit remettre sur le dos, passa derrière lui, souleva sa tête de quelques centimètres et la tint comme ça, une dizaine de minutes, sans bouger, le bout de ses doigts posé sur les vertèbres cervicales. Enfin, M. Wang reposa la tête de Victor et étendit ses mains au-dessus de son crâne, à quelques millimètres, sans le toucher. La passe magique dura une éternité. Victor, qui ne sentait rien depuis le début, en fut très contrarié. Il se rhabilla et paya en silence. Son visage était fermé. Le kinésithérapeute ne lui proposa pas d'autre rendez-vous. Il le raccompagna, s'arrêta dans l'entrée, le sourire aux lèvres, juste au-dessous d'un cadre doré où l'on pouvait lire : *Ceux qui étudient le Dao sont aussi nombreux que les poils d'un buffle, mais ceux qui accomplissent le Dao sont aussi rares que les cornes de licorne.* Zhao Bichen.

Quinze jours plus tard, un deuxième kinésithérapeute le fit déshabiller et lui demanda de se mettre de profil, en relâchant ses muscles. Ensuite de quoi, après l'avoir observé quelques minutes, il se leva, se mit de profil à son tour et prit une posture d'ivrogne, genoux pliés, ventre ridiculement ressorti, épaules affaissées en avant. Vous vous tenez ainsi, dit-il. Victor, debout en slip et chaussettes au milieu de la pièce, eut du mal à avaler sa salive. Alors qu'il se demandait sérieusement s'il n'allait pas immédiatement se rhabiller et quitter les lieux, le kinésithérapeute reprit une position normale et livra son diagnostic : « Vous êtes anormalement cambré, pas assez musclé du dos, toutes vos douleurs viennent de là. Il faudra travailler vos dorsaux. Plus tard. D'abord on va vous remettre droit. Vous allez grandir. Samedi prochain. Neuf heures. »

Le jour venu, Victor se déshabilla, avança, en slip, vers la table de massage, s'y coucha, posa sa bouche et son nez dans la petite ouverture triangulaire pratiquée à cet effet, puis attendit. Le kiné s'approcha et jeta sur son dos une poudre douce et tiède. Ses mains étaient légères. Il étalait la poudre lentement, avec ses paumes, en remontant des reins vers les omoplates. Victor se détendit. Des petits frissons lui parcouraient la nuque. Il ferma les yeux. Les rouvrit quand il sentit qu'une des mains du kiné s'arrêtait au creux de ses reins. Un doigt s'aventurait vers sa colonne vertébrale, tâtonnait. Victor cessa de respirer, se crispa légèrement. Le doigt s'arrêta, appuya. Victor poussa un petit cri et se cambra. Une belle contracture, commenta le kiné, et il appuya un peu plus. Victor serra les dents. Le kiné pressait en décrivant de minuscules cercles, sans jamais relâcher. Elle est profonde, ajouta-t-il, et il questionna Victor. Se souvenait-il d'avoir soulevé quelque chose de lourd récemment ? Victor ne se souvenait pas. La douleur, soudain, lui déchira le bas du dos. Il grimaça, attrapa le rebord de la table. Le kiné reprit son massage, le déplaça, localisa encore deux contractures, minimes cette fois, qu'il réduisit, puis demanda à Victor de se retourner.

Il lui expliqua que l'essentiel des seize séances consisterait, après un début, comme aujourd'hui, consacré à une remise en état des vertèbres, en des étirements qui permettraient un relâchement de la cambrure et entraîneraient, normalement, une disparition des tensions, à tous les niveaux. Il replia la jambe droite de Victor, lui plaqua la cuisse contre la poitrine et appuya. Victor ressentit une brûlure sauvage, de la fesse jusqu'à la plante du pied. Il hurla. Le kiné ne relâcha pas sa pression. Lui conseilla de se décontracter, de souffler. Victor crut qu'il se moquait de lui mais obtempéra. La douleur devint supportable.

Il faisait un froid vif. Victor appréciait, les jours de kiné, après avoir marché dans le vent glacial, de retrouver la douce chaleur du cabinet. À chaque séance, il gagnait quelques millimètres, plaquait maintenant, tout seul, sa cuisse droite contre son torse, rapprochait son genou de sa poitrine. Sa jambe gauche était moins tendue, plus souple, le travail plus aisé. La douleur revenait quand il fallait conclure, en repliant les deux jambes ensemble. Le kiné lui donnait des conseils judicieux, rapprocher le menton de la poitrine, souffler profondément, l'aidait grandement, en appuyant progressivement sur ses genoux. Alors l'étirement remontait tout le long du dos, de la plante des pieds jusqu'aux vertèbres cervicales. Les lombaires de Victor se défroissaient. Ses épaules et sa nuque se libéraient. Sa douleur s'estompait. À la fin de la séance, il serrait la main du kiné, le remerciait chaleureusement.

Lors du dernier été de son père, Victor avait passé deux semaines à Brideuil avec Clara. Un soir, ils avaient projeté, tous deux, de faire du vélo les jours suivants. Pendant le repas, le père de Victor leur avait indiqué des petites routes en bord de rivière, des allées sous les grands arbres des forêts voisines, et, le lendemain matin, s'était levé tôt pour graisser les chaînes et regonfler les pneus. Les promenades avaient été superbes. Clara s'en était émerveillée chaque fois. En rentrant, Victor allait s'asseoir près de son père, dans la cuisine, pour lui faire part des bonheurs de Clara et détailler avec lui, carte en mains, leur parcours du jour.

Aux premiers étirements vinrent s'en ajouter d'autres. Victor s'appliquait, refaisait, chaque jour, toute la série chez lui. Et désormais, pendant les séances, le kiné le laissait agir seul, se tenait près de lui, parfois posait sa main sur sa jambe pour accompagner le mouvement.

Un après-midi, au retour d'une balade à vélo, pendant que Clara prenait sa douche, Victor était resté au jardin, pour se reposer, allongé sur la pelouse. Au bout de quelques minutes, son père était sorti de la cuisine, avait pris une chaise et s'était assis, à un mètre de lui. Victor n'avait pas bougé. Son père l'avait observé un moment. Silencieusement. Attentivement. Puis, soudain, s'était levé, avancé d'un pas, accroupi, et, du dos de la main, lui avait caressé la cuisse. Quelques secondes plus tard, un sourire apaisé était venu se poser sur ses lèvres. Avant de s'endormir, Victor avait eu l'étrange sensation qu'un peu de cette paix était entrée dans son cœur.

C'était un lundi, le jour de la douzième séance. Victor avait passé le week-end à la campagne avec Clara. Deux journées ensoleillées.

Les météorologues annonçaient une semaine supplémentaire de douceur, parlaient d'un avant-goût de printemps. Victor serra la main du kiné et se déshabilla. Le travail sur les vertèbres se réduisit à un massage du dos. Toutes les contractures avaient disparu. Pendant dix minutes, le kiné ne fit que pétrir les muscles dorsaux de Victor, insista tout spécialement sur les trapèzes, qu'il roula délicatement entre ses pouces et index. Victor ferma les yeux de plaisir, s'endormit presque. Les étirements furent, eux aussi, tout en douceur. Victor expirait profondément, avait l'impression que son souffle s'envolait vers le ciel chargé de toutes les tensions de son corps. Il ne restait en lui que le bonheur d'allonger sans forcer ses muscles, d'étirer, jusqu'à l'infini, chacun de ses membres. Comme un chat s'allonge de tout son long, le matin au soleil, étire ses pattes une à une, puis se recouche sur le divan, chaque millimètre de son corps épousant au plus près les contours du coussin. Victor, entre les exercices, se reposait, tout entier abandonné. Il acheva la séance en laissant tomber, plusieurs fois, son buste en avant, jambes tendues. Ses mains vinrent se poser chaque fois sur le sol, paumes totalement à plat. Ses épaules et bras restaient souples, sa nuque parfaitement décontractée. En sortant du cabinet, il parcourut quelques mètres puis s'immobilisa au soleil du matin. Fit jouer ses articulations. Elles fonctionnaient parfaitement. Ses muscles étaient déliés. Tous. Il n'avait mal nulle part. Même sa gêne au-dessus de l'aine droite avait disparu. Son ventre était plat, totalement plat. Partout. Dix heures sonnèrent à l'église voisine. La lumière était d'une pureté sans pareil. Victor inspira profondément. Un air neuf et frais coula dans ses poumons, irrigua sa poitrine, ses épaules, ses bras, descendit vers son ventre, ses reins et ses jambes, le lava de tous ses malheurs.

Le dernier été, à la fin des vacances, dans le jardin de Brideuil, le père de Victor s'était penché vers Clara, un soir, à table, lui avait glissé que Victor jouait très bien au football dans sa jeunesse, qu'il possédait une excellente technique, une grande intelligence du jeu, que beaucoup avaient été jaloux de ses succès à Brideuil, à cette époque-là. Il jetait des petits regards en direction de Victor, pendant qu'il parlait, voyait qu'il était écouté. Avant de dormir, Clara avait dit à Victor que son père parlait en connaisseur et que cela donnait beaucoup de valeur à son admiration. Victor en avait été profondément troublé. Plus tard, dans l'obscurité, il avait eu l'impression que son cœur était redevenu fragile comme celui d'un enfant, qu'il fallait le laisser se reposer jusqu'au lendemain, s'habituer, à la vie, au bonheur. Et il s'était endormi.

Victor se sentait léger, marchait le torse bombé. Se tenait, depuis deux semaines, bien campé sur ses jambes. Droit sur la terre. À la fin de la dernière séance, il demanda au kiné s'il ne devait pas, afin de conserver ce bel équilibre, se faire faire une talonnette à droite, ou une semelle, pour combler les quatre millimètres de décalage entre ses hanches. Le kiné ne fit pas de commentaires, mais lui donna l'adresse d'un excellent ami à lui, podologue de son état.

Victor était debout au milieu de la pièce, jambes tendues, pieds parallèles. L'homme, assis à son bureau, ne bougeait pas, l'observait. Soudain, il se leva, s'approcha d'un grand miroir, fit signe à Victor d'avancer et lui demanda d'ouvrir la bouche. Victor, pris de court, s'exécuta. L'homme lui inspecta soigneusement la dentition, puis, sortant d'on ne sait où une mince languette de bois, la lui glissa entre les dents, du côté gauche de la mâchoire. Victor, sans poser de questions, mordit le bois. L'homme se recula. Victor attendait. Une petite flaque de salive se formait sous sa langue. L'homme fit un pas en avant et reprit la languette, qu'il jeta dans une corbeille à papier. Puis il posa ses mains sur les épaules de Victor. Vous voyez, dit-il, vous vous tenez légèrement penché sur la droite, votre épaule est plus basse. Victor allait reparler de sa hanche quand l'homme lui demanda de lever ses bras au-dessus de sa tête. Victor leva les bras. Le podologue les lui rapprocha jusqu'à ce que les index se touchent. Victor remarqua, dans le miroir, que son bras droit était plus court d'au moins un centimètre. Remettez ça dans votre bouche, dit l'homme, du même côté. Il tenait entre le pouce et l'index une nouvelle languette. Victor la glissa entre ses dents et serra. Regardez vos épaules, dit l'homme. Victor regarda. Elles semblaient au même niveau maintenant, lui paraissaient plus souples aussi, comme libérées. Levez les bras, poursuivit l'homme. Victor leva. C'était miraculeux. Ses bras étaient exactement de la même longueur. Les bouts de ses index coïncidaient parfaitement, au millimètre près. Vos hanches n'ont rien à voir dans tout ça, dit le podologue, il s'agit d'un problème de gencives. Je vais vous adresser à un ami à moi qui a fait des recherches sur le sujet.

Victor se rhabillait. Et pensait. Que cette histoire de gencives dépassait tout. Que si l'on avait cru trouver en lui l'empereur des naïfs, on se trompait. Il enfila sa veste et s'avança, son carnet de chèques à la main. L'homme, assis à son bureau, le regardait, souriait. À l'argent, pensa Victor, la clé de toute cette affaire, sa raison d'être, de généraliste en spécialiste, de podologue en gencivologue. L'homme se leva soudain, tendit une carte de visite à Victor, l'adresse de mon ami, dit-il, et ajouta, vous ne me devez rien, votre problème ne concerne pas ma spécialité, je ne fais pas payer les conseils.

En attendant son rendez-vous chez le gencivologue, Victor marcha pendant quinze jours, une allumette serrée entre les dents. Au bout d'un moment, la salive amollissait le bois, l'allumette s'écrasait, perdait son épaisseur et son efficacité. Victor acheta des grosses boîtes.

Le gencivologue salua Victor du bout des lèvres et lui demanda ce qui l'amenait. Pendant que Victor tentait de résumer la situation, le gencivologue alla se laver les mains, rangea deux livres sur une étagère, aligna des chemises sur son bureau et enfin ouvrit un classeur dont il retira une feuille de papier qu'il plia en quatre et glissa dans la poche de sa blouse. Quand Victor, à bout d'explications, cessa de parler, le gencivologue s'avança.

Fermez la mâchoire, dit-il. Ouvrez. Fermez. Ouvrez. Vous avez porté un appareil dans votre enfance ? Victor fit signe que oui. Avalez votre salive. Encore. Pour rectifier une trop grande avancée des incisives ? Victor approuva. Ouvrez. Fermez. Ouvrez. Vous suciez votre pouce ? Victor hocha la tête. Fermez. Avalez. Ouvrez.

Tenez. Victor restait bouche ouverte, le regard au plafond, attendait. Tenez, répéta le gencivologue. Victor ferma la bouche, baissa les yeux, attrapa la feuille de papier que l'homme lui tendait et la déplia. Il s'agissait d'un texte d'une vingtaine de lignes détaillant un exercice que l'on pouvait résumer en une seule phrase : avaler dix fois sa salive, matin et soir, en gardant la bouche fermée. Victor leva son regard vers le gencivologue, qui était venu s'asseoir derrière son bureau, essaya de deviner si cet homme se moquait ou non de lui, revint au texte et réalisa qu'il avait été probablement écrit pour des enfants. Vous avalez votre salive bouche ouverte, dit le gencivologue, il vous faut apprendre à l'avaler bouche fermée. Votre problème de déséquilibre disparaîtra. Vous me devez deux cent quatre-vingts francs. Comme Victor ne bougeait pas, le gencivologue poursuivit que ce problème, courant chez les enfants qui suçaient leur pouce, disparaissait, en règle générale, à la petite adolescence. Puis ajouta, avec un sourire, que Victor avait dû sucer son pouce plus longtemps que les autres.

Abdos

V.I.C.T.O.R. La douleur commençait à cet instant précis, juste sur la queue du *R.* Son ventre se mit à trembler et il lui fut difficile de faire remonter ses jambes pour entamer son second prénom. Les trois premiers jours, il s'était arrêté là. Depuis le quatrième, il tremblait encore, mais passait. Il contracta les abdominaux, tendit les jambes, les remonta, et traça le *I.* L'écriture du second *R* fut un supplice. Il serra les dents, l'acheva en tremblant de tous ses muscles et commença le *É.* Qu'il écrivit lentement, d'une écriture chaotique, mais totalement, accent aigu compris. Puis s'écroula. Longtemps, il resta étendu à reprendre son souffle. Un peu plus tard, il replia ses genoux contre sa poitrine et les tint comme ça, pour se décontracter. Il parvint à la fin de son second prénom le onzième jour. Pendant trois jours, il en resta là, le temps de se graver ce *VICTOR IRÉNÉE* dans le ventre. Puis le lundi de la deuxième semaine, ses deux prénoms achevés, il écrivit la première lettre de son patronyme. Et s'arrêta. Se donna quinze jours pour parvenir à son but. Plus tard, il alla dans la salle de bains, se regarda dans la glace. Son ventre était plat. Il posa sa main dessus. Dur aussi. Comme de l'acier. Il pensa que rien ne pouvait lui arriver avec un ventre pareil, qu'aucun cancer n'oserait s'y attaquer, n'aurait les dents assez solides pour le dévorer. Il se sentit plein de courage. Trouverait la force bientôt de faire les derniers examens, ceux que son père avait subis, estomac, foie, intestins, livrerait tout aux investigations des médecins. Pour en avoir le cœur et le ventre nets. Définitivement.

Il triompha aisément des quatre premières lettres de son nom. Seul son second prénom, le *I.R.É.N.É.E.*, continuait, au passage, à lui poser problème. Les abdominaux y étaient mis à rude épreuve, chaque lettre requérant trois traits, soit dix-huit au total, auxquels il fallait ajouter deux accents aigus. Une fois cette dernière difficulté passée, Victor pouvait respirer et descendre sur le *B.E.A.U.*

Il se regardait chaque jour dans la glace de la salle de bains. Ses abdominaux s'y dessinaient peu à peu, devenaient, quand il les contractait, une colonne puissance qui le soutenait tout entier, le faisait plus droit, plus solide sur ses jambes. Ce ventre musclé lui facilitait, en outre, le transit intestinal. Chaque matin sans exception, depuis qu'il faisait des abdominaux, était une petite victoire. Aucune boule n'obstruait le passage. Son corps fonctionnait à merveille. Il pouvait commencer sa journée sans angoisse. Envisager l'avenir avec confiance. Il partait au travail d'un pas léger, lavé des embarras de la veille et parfois, lui semblait-il, de ceux du passé.

Le L.I.E.U. fut une formalité, qu'il régla dès le mercredi de la dernière semaine. Les trois jours suivants lui permirent de peaufiner, moins trembler, tracer des traits plus réguliers. Et c'est parfaitement qu'il écrivit dans le ciel, le samedi matin, à la seule force de ses abdominaux, les vingt lettres de ses nom et prénoms. Victor Irénée Beaulieu se releva souplement, frappa son ventre d'acier de ses poings serrés, s'avança, énergique et carré, vers le téléphone, le décrocha sans l'ombre d'une hésitation et composa le numéro de son médecin.

Il commença par une analyse de sang. Complète. Reçut les résultats huit jours plus tard, les compara avec ceux d'une analyse précédente. Détailla plus particulièrement les rubriques nouvelles, n'y trouva aucun des mots que l'on avait employés pour son père, plaquettes et autres marqueurs tumoraux. L'ensemble des résultats était situé dans la moyenne.

À mesure que la date de la première échographie approchait, Victor sentait monter son angoisse. Dormait de plus en plus mal, se réveillait avec la langue chargée, parfois un mauvais goût dans la bouche. Qui disparaissait après la séance matinale d'abdominaux. Un soir, Clara lui reprocha de ne pas l'avoir touchée depuis huit jours. Il s'excusa, n'était pas en train, lui fit part de ses préoccupations. Elle soupira. Le lendemain, elle tenta à nouveau sa chance. Il la repoussa, elle s'énerva. Le bouda pendant tout un week-end. Il en fut peiné. Le dimanche soir, il se colla contre elle, posa la main sur son ventre. Plus tard, elle écarta les jambes. Il vint la respirer, l'embrasser. Eut un début d'érection. Dont ils décidèrent, d'un commun accord, de profiter sans attendre. La lumière éteinte, Clara endormie, Victor fut à nouveau happé par ses soucis.

Le mardi matin, il repéra une plaque rouge à la base de son sexe, couronnée de petites pustules. Un herpès, diagnostiqua le médecin. Vous êtes nerveux en ce moment, demanda-t-il, fatigué, angoissé ? Un rien, pensa Victor, et une heure plus tard, il s'enduisit soigneusement de

Zovirax. Le soir, il informa Clara de son indisponibilité pendant cinq jours à cause du risque de contagion. Elle tomba assise sur le lit, le regarda longuement en souriant et secouant la tête.

Courage mon héros ! lui lança-t-elle le matin de l'échographie, puis elle lui adressa un baiser quand il se retourna en franchissant le seuil de l'appartement. Il nota la belle lumière dans les rideaux de la cuisine, le parfum de café flottant dans l'air et l'éternel petit couinement de la porte, en la refermant. Se promit de la huiler au retour. Si tout allait bien. Il s'immobilisa sur le trottoir en sortant, regarda le ciel. Aucun nuage ne s'annonçait à l'horizon. Il toucha discrètement ses abdominaux, expira un peu d'air, et se mit en route.

Le médecin lui badigeonna le haut du ventre d'un liquide épais et translucide. Victor, torse nu, était à demi étendu dans un fauteuil, incliné en arrière. Le médecin alla poser son pinceau, puis revint. Vous allez pouvoir suivre l'échographie sur l'écran à votre gauche, dit-il. Victor eut un sursaut. Sentit soudain son cœur résonner dans sa poitrine, un peu de sueur perler à ses tempes. Ferma les yeux. Entendit la voix lointaine du médecin qui lui demandait si tout allait bien. Hocha la tête. Garda les yeux fermés. Il allait regarder, il le savait. Il lui fallait simplement un peu de temps. Trouver la force.

C'était son sixième mois de chimiothérapie. Victor et Clara passaient quelques jours à Brideuil. À la fin du repas, le père de Victor avait dit, comme pour lui-même, en repoussant son assiette : « Quel bordel, nom de dieu ! », avait répété ça plusieurs fois. Tout le monde était resté silencieux. Ensuite il était allé se déshabiller dans sa chambre. Plus tard, assis à nouveau à la table, en pyjama, il avait grommelé encore deux ou trois fois : « Quel bordel ! » puis s'était levé, avait écarté les bras et les avait laissés retomber lourdement le long de son corps en disant : « Qu'est-ce que tu veux y faire ! » Enfin, après avoir embrassé tout le monde, il était allé se coucher. Clara avait suggéré à Victor d'aller le rejoindre. Victor avait refusé d'abord, de toutes ses forces, cloué à son siège par une peur immense. Mais Clara avait insisté, dit qu'il avait besoin de parler, que Victor devait prendre sur lui. Alors il s'était levé, et lentement, très lentement, avait pris la direction de la chambre. Devant la porte, il s'était arrêté, le cœur battant. Derrière, il le savait, il devrait regarder la maladie de son père en face.

Le médecin commentait. Victor suivait sur l'écran bleuté. Distinguait, de temps à autre, une tache noire. Son cœur se serrait un instant. L'estomac maintenant, annonça le médecin. Victor se crispa légèrement. La caméra glissait. L'estomac défilait. Parfait, dit le médecin, et il se pencha un peu plus. Victor ne savait trop ce qui suivait, foie, pancréas, vésicule biliaire. On avait enlevé, sans dommage, cette dernière à sa mère. Quand son père avait eu le premier atteint, le médecin avait parlé de cancer généralisé. La caméra descendit de quelques centimètres, puis s'immobilisa, remonta un peu, redescendit. Victor pencha la tête vers son ventre. Ne bougez pas, s'il vous plaît, ordonna le médecin. Victor s'immobilisa. Le silence s'installa. La caméra faisait de petits cercles. Le médecin se releva, régla un bouton au bas de son écran, cadra une tache noire, régla encore, la fit grossir, deux fois, changea d'angle, s'approcha de l'écran. Un kyste, annonça-t-il, sur le foie. Victor serra les poings, cessa de respirer, attendit la suite, prélèvements, analyses, ne pas s'inquiéter, se souvint qu'à son père non plus on n'avait pas dit toute la vérité. Des chiffres s'inscrivirent au bas de l'écran. Petit, ajouta le médecin, graisseux, sans problème, on continue. Il se releva. Victor lui trouva un drôle d'air.

Il ne parla pas du kyste à Clara. Prit rendez-vous pour le lendemain, chez son médecin. Crut deviner à sa voix légèrement sourde que les résultats lui étaient déjà parvenus. N'osa pas le lui demander. En début d'après-midi, à son bureau, il se leva soudain de son fauteuil, prêt à affronter la vérité, puis retomba aussitôt sur le cuir, préférant, finalement, ne rien savoir. Dansa comme ça tout l'après-midi. Décrocha plusieurs fois le téléphone. Raccrocha chaque fois sans rien dire. Il faillit se confier à Clara, le soir, en rentrant, y renonça. S'étendit près d'elle, la nuit tombée, la laissa s'endormir, se releva, alla à la salle de bains, se tâta le foie, dessus, dessous, partout, ne sentit rien, en fut rassuré. Revint se coucher, se répéta une vingtaine de fois qu'il avait un simple kyste graisseux, sans gravité, même pas douloureux, point final !, et finit par s'endormir.

Victor était entré dans la chambre de son père, le ventre noué. S'était assis près de lui. L'avait laissé parler. Il n'avait mal nulle part, disait-il, c'était la chimio qui le rendait malade, et encore pas comme ceux qui perdaient leurs cheveux, vomissaient, se pliaient de douleur. Lui n'avait rien de tout ça, était résistant, nerveux, avait toujours été nerveux. Il contractait les bras en parlant, serrait les poings, de temps à autre pliait une jambe et la tendait d'un coup sec. C'est pour ça qu'il tenait le coup, répétait-il, nerveux, nerveux et résistant. Plus tard, Victor lui avait posé la main sur l'épaule et ils étaient restés ainsi, tous deux, silencieux. Puis Victor l'avait embrassé sur le front, en lui conseillant de se reposer.

Pas de problèmes de ce côté-là, annonça le médecin, les résultats de l'échographie à la main. On continue ? Victor ne répondit pas. Il nous reste juste la coloscopie, maintenant, poursuivit-il, après vous serez tranquille. Puis il ajouta qu'avec ses antécédents familiaux, Victor devrait de toute façon la faire un jour.

Pendant quelques semaines, Victor enquêta. Sur le liquide qu'il fallait boire la veille de l'examen pour nettoyer les intestins, le dérangement qu'il occasionnait, la longueur du tube qu'on vous enfonçait dans l'anus, le choix de l'anesthésie, locale ou générale. Les avis étaient unanimes. Locale, bien évidemment. Tout cela n'était rien, sans douleur, broutille, une plaisanterie. La mère de Victor citait des exemples. Elle, d'abord, qui s'en faisait faire une tous les cinq ans, et dix autres, dans la famille, oncles, tantes, cousins. Le monde entier faisait des coloscopies. Et la mort reculait. De quelques pas.

Victor vit la sienne une nuit. Il marchait dans une grande ville puis, soudain, se retrouvait sur le dos de son père qui courait sur une longue avenue rectiligne. Devant eux, à une centaine de mètres, un homme avançait, dans la même direction. En arrivant à sa hauteur, le père avait fait un écart sur la droite pour le doubler. Et à droite était un précipice. Victor avait crié, mais malgré son cri, tous deux étaient tombés. Après, Victor se souvenait qu'il s'accrochait à son père de toutes ses forces, pensait qu'il allait tomber sur lui et que cela allait peut-être le sauver.

Victor était venu chaque week-end, le dernier mois. Un samedi soir, il avait trouvé son père couché dans son lit, le corps tout droit, la tête posée sur un oreiller légèrement relevé, écoutant la retransmission d'un match, sur un minuscule transistor qu'il tenait serré, à deux mains, de toutes ses forces. Comme une bouée au milieu d'un naufrage, avait pensé Victor.

Le téléphone avait sonné à l'aube. Victor avait pris le premier train. Son père était tombé dans un coma profond. Pendant trois jours, Victor l'avait soigné, lavé. Le corps de son père était amaigri, ses épaules étroites, sa poitrine creusée, les muscles de ses bras et de ses cuisses flasques. Victor le soulevait sans peine pendant qu'on changeait le drap, le reposait sur le lit avec précaution. De temps à autre lui passait un linge humide sur les lèvres. Son père réagissait, entrouvrait la bouche. Alors Victor recommençait, se penchait sur lui à cet instant, l'embrassait sur le front, lui murmurait qu'il était là, que Victor était là, que son fils veillait sur lui. L'aimait.

La troisième nuit, vers deux heures, Victor, épuisé, était allé s'étendre. À quatre heures un étrange silence l'avait réveillé. Son père ne respirait plus. Un oiseau chantait quelque part. C'était le premier jour du printemps.

Quatre costauds du club de football avaient porté le cercueil. Le dimanche suivant l'enterrement, on avait fait une minute de silence sur tous les stades des environs. Victor l'avait appris quelques semaines plus tard. Des larmes de fierté lui étaient venues.

Épilogue

Rien. Il n'y avait rien.

Pas une ligne ne lui était consacrée dans la brochure éditée à l'occasion des soixante-quinze ans du Football Club de Brideuil. Victor n'en croyait pas ses yeux. Revint au début. Relut de la première à la dernière page, lentement, attentivement. Beaucoup de ses anciens amis étaient cités. Pour peu de chose parfois. Gilles, lui, avait droit à une page, toute sa carrière retracée. Du footballeur Victor Irénée Beaulieu, de ses buts, de ses victoires, de son année au sein de l'élite départementale, pas un mot. Aucune trace, nulle part. Victor referma la brochure.

À onze heures trente, il entra dans le grand hall de la mairie de Brideuil. Une exposition à la gloire du club s'y tenait, tout l'été. Il négligea les vitrines de coupes et fanions à l'entrée, se dirigea vers les panneaux de bois alignés au milieu de la salle. Des photographies, découpées dans les journaux au fil des années, froissées pour la plupart, y étaient punaisées sommairement, sans éclairage. Il parcourut les travées au pas de charge. S'arrêta deux fois. Continua. Déçu. Chercha encore. Revint devant la première photo.

Manifestement prise après qu'il eut arrêté de jouer, un jour où il était revenu pour participer, sans doute, à un match de « jeunes » anciens, il n'y portait même pas le maillot du club, semblait avoir été recruté au dernier moment, faute de mieux, pour faire le onzième.

Son père figurait sur la seconde photo, avec les joueurs de l'équipe réserve, debout au troisième rang. Derrière tout le monde. On le voyait à peine. Plus que jamais victime de son mètre cinquante-sept.

En sortant de l'exposition, Victor fit quelques pas sur la place, se laissa tomber sur le petit banc près de la fontaine. Il ne savait plus que penser, se sentait étourdi. Resta prostré de longues minutes, fixant ses mains. N'entendit ni le klaxon du boulanger en tournée dans les rues voisines ni les douze coups de midi au clocher de l'église. Plus tard, il se leva, s'approcha de la fontaine, y plongea une main, se passa de l'eau sur le visage, se redressa et regarda autour de lui. Un enfant tentait de déplacer une lourde pierre au sommet de la place. Un homme seul, assis à la terrasse du Café des Sports, buvait une bière. Le marchand de journaux fermait sa boutique, tirait le rideau. Sur tous les vainqueurs et ceux de la veille, pensa Victor. Qui resta un moment sur la place, au soleil de midi, avec l'enfant et l'homme. Puis s'éloigna.

C'était un jeudi soir, dans le grand hall de la gare du Nord, quelques mois après la mort de son père. L'agitation était à son comble. Les haut-parleurs diffusaient en continu des annonces d'arrivée ou de départ. Les trains déversaient, l'un après l'autre, leurs cohortes de passagers sur les quais ou les avalaient. Des foules pressées d'hommes et de femmes marchaient en tous sens. Victor s'était immobilisé en plein milieu du hall, et soudain, profondément, avait su que son père n'était plus dans toute cette vie. Il avait chancelé, pendant quelques secondes s'était senti au bord d'un grand vide, puis avait retrouvé ses esprits et s'était remis en route.

Un matin, Victor huila les gonds de la porte d'entrée, et le soir annonça à Clara, en se déshabillant, qu'il arrêtait là les examens. Plus tard, ajouta-t-il, raisonnablement, sans angoisse, l'âge venu. Viens, mon petit homme, murmura-t-elle.

FIN

DU MÊME AUTEUR

Aux Éditions P.O.L

LES MUSCLES, roman, 2001 (Folio n° 3880)

Aux Éditions Pétrelle

GRAINE DE CHANTEUR, roman, 1999

Composition Nord Compo
Impression Novoprint
à Barcelone, le 15 mai 2003
Dépôt légal : mai 2003

ISBN 2-07-042193-7/Imprimé en Espagne.

6501